李氏药火针疗法

李彩霞　李元和　编著
李永峰　主审

全国百佳图书出版单位
中国中医药出版社
·北　京·

图书在版编目（CIP）数据
李氏药火针疗法 / 李彩霞，李元和编著 .—北京：
中国中医药出版社，2021.12（2025.5 重印）
ISBN 978－7－5132－7358－9

Ⅰ．①李…　Ⅱ．①李…②李…　Ⅲ．①火针疗法
Ⅳ．①R245.31

中国版本图书馆 CIP 数据核字（2021）第 277481 号

中国中医药出版社出版
北京经济技术开发区科创十三街 31 号院二区 8 号楼
邮政编码　100176
传真　010－64405721
北京盛通印刷股份有限公司印刷
各地新华书店经销

开本 880×1230　1/32　印张 8.75　字数 187 千字
2021 年 12 月第 1 版　2025 年 5 月第 2 次印刷
书号　ISBN 978－7－5132－7358－9

定价　49.80 元
网址　www.cptcm.com

服务热线　010－64405510
购书热线　010－89535836
维权打假　010－64405753

微信服务号　zgzyycbs
微商城网址　https://kdt.im/LIdUGr
官方微博　http://e.weibo.com/cptcm
天猫旗舰店网址　https://zgzyycbs.tmall.com

如有印装质量问题请与本社出版部联系（010－64405510）

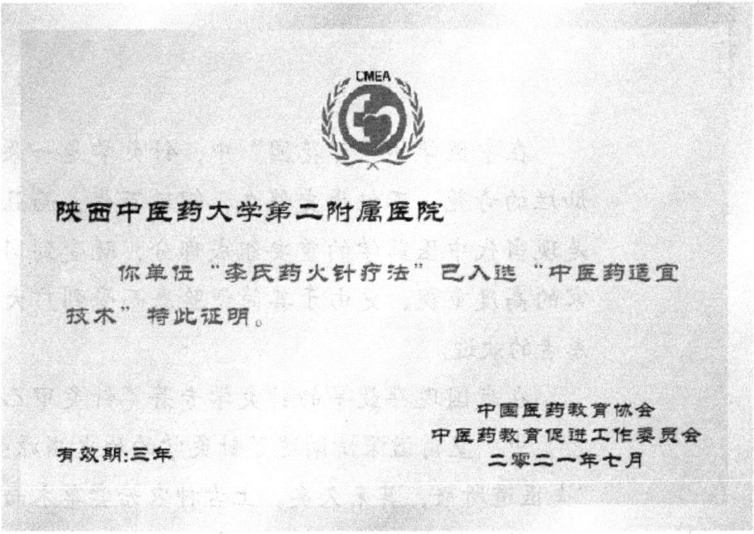
陕西中医药大学第二附属医院

你单位“李氏药火针疗法”已入选“中医药适宜技术”特此证明。

中国医药教育协会

中医药教育促进工作委员会

二零二一年七月

有效期:三年

“李氏药火针疗法”入选“中医药适宜技术”

序言

在中医学的“百花园”中，针灸学是一朵灿烂的奇葩，不仅历史悠久，绵延百代，而且是现当代中医药学的重要组成部分，既受到国家的高度重视，更由于其简便验廉而受到广大患者的欢迎。

在我国现存最早的针灸学专著《针灸甲乙经》中，皇甫谧深情阐述了针灸学的历史渊源：“夫医道所兴，其来久矣。上古神农始尝草木而知百药。黄帝咨访岐伯、伯高、少俞之徒，内考五脏六腑，外综经络血气色候，参之天地，验之人物，本性命，穷神极变，而针道生焉。”可知“医道”的悠远，也可知“针道”的神奇。

《灵枢经》述论镵针、圆针、鍉针、锋针、铍针、圆利针、毫针、长针、大针等“九针”，只算是针灸的开篇，其后以《针灸甲乙经》《针灸大成》《针灸聚英》《针灸资生经》等为代表的针灸文献，不仅反映了针灸学的延绵和进步，更彰显了针灸学在我国传统医学中的独特价值。

古人说“工欲善其事，必先利其器”，针灸

学用于临床诊治与养生延年，与针灸器具的进步有关，也与新的技法有关。中医针灸学的进步，实际上贯穿着针灸乃至相关技艺的不断创新。近日有同道向我介绍陕西乾县的“药火针疗法”，将药法、灸法、针法合为一体，用于骨伤、皮肤、妇科等疾病的诊治，在当地有较大的影响。

“药火针疗法”的创始人李明彦老先生，生活在清末民初之际，其人心怀岐黄之志，潜心针药之旨，“药火针疗法”的框架在当时初成体系，并得到患者的欢迎，是为第一代。其后李明彦老先生传其技艺于其子李芝，“药火针疗法”更见成熟，是为第二代。

李白清先生是“药火针疗法”的第三代传人，也是关键的一代传人。《素问·调经论》说“五脏者，故得六腑与为表里，经络肢节，各生虚实，其病所居，随而调之”，是为“调经”，又说“燔针劫刺其下及与急者”，是为“火针”，于此可知“药火针疗法”的渊源。从现今中医针灸学的临床实践来看，“药火针疗法”应是一种集针、药、灸为一体的治疗方法。中医的针法、药法和灸法都是古来有之的，现今将针与灸同用，药与针同用、灸与药同用，都很常见，唯独将药、火、针三者同用，并作为家传技艺传承下来，可归于对“燔针劫刺其下及与急者”的继承与创新，而将“药火针疗法”形成文字，则是在其第三代传承人李白清先生时才完成的，更可知早年创韧的艰难。

李彩霞医师是本项目的第四代传承人，早年受李白清先生熏陶与指导，发心以医学为己任，经过五年中医药大学教育之后，坚定地走上了传承家学的道路。李彩霞医师得李白清先生亲授，对“药火针疗法”进行了调整并进一步优化与归纳总结，将早年相对简、散的技艺提升为系列的“药火针疗法”，并拓展了应用的范围，可以广泛用于内科、骨伤科、妇科、皮肤科等类疾病。多年来，李彩霞医师还在李白清先生的指导下，完成了《李氏药火针疗法》一书的撰写。

前数日有友人携《李氏药火针疗法》书稿来，希望我能为《李氏药火针疗法》写一篇序。我虽与李白清先生交往不多，但对药火针疗法还是有所耳闻并敬重其人的。通读其稿，以为李白清先生上承前彦，下启后学，做了很有价值的工作，并有创新精神。“药火针疗法”属中医药传统技艺的范畴，这种传统技艺不仅蕴含着中医药的传统精髓，还有一定的创新思考和创新思维，是一种有相当临床价值的传统医学技艺。

作为中医药界的一员，我深为这种能体现中医药特色的技艺感到欣喜，因此撰文简介，希望“李氏药火针疗法”能不断传承，更多地造福于患者，也希望有更多的患者了解这种独特的中医药传统技艺。

是为序。

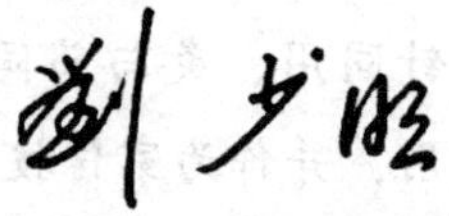

2021年5月20日

前言

药火针疗法，是李明彦老先生于清光绪二十六年（1900年）前后创立，距今已有一百多年。它是一种集针刺、药物、灸疗的功效融为一体的一种独特针法。该疗法具有操作简便、医具简单、疗效显著、见效快等特点，在治疗顽固性疾病方面具有独特的疗效。该疗法是在《黄帝内经》“燔针”“焠刺法”即“火针疗法”的基础上发展而来，同时也是后世“雷火神针”“太乙神针”的演变。

李明彦老先生一生乐善好施，经常去道观和道士切磋老庄学术思想、养生知识和疾病防治方法，并和一位德高望重、医道兼修的道长交往甚厚，得到该道长的指导，加之老人家自己对《黄帝内经》《伤寒论》《针灸甲乙经》等古典医籍的熟读与研究，根据《黄帝内经》中“燔针”“焠刺”及后世“雷火神针”“太乙神针”的药物配方、操作、适应证及作用等，结合《灵枢·官针》中“凡刺有九，以应九变……七曰毛刺，毛刺者，刺浮痹于皮肤也……”及中医经络学说“十二皮部”理论，把“火针”与“雷火神针”等有机结合在一起，创立了“药火针疗法”。在当时缺医少药、生活艰苦的年代，在民间为百姓治疗腰腿痛及肢体冰凉麻木，疗效显著，在当地颇有影响，受到了百姓的赞誉。

药火针疗法发展成熟于李明彦老先生的孙子李白清先生。李白清博采众长，善于总结，进一步研究“药火针”中药物组成，调整药物配伍，总结其适应证、临床疗效及机理。通过研究改进药火针中药物组成，提高了临床疗效，老先生教导子孙一定要把这一独特针法继承下去，要求子孙学习中医学，发扬光大此针法，惠及百姓。

本人为药火针第四代传承人，自幼受家庭的熏陶，喜爱医书，在父亲李白清先生的医术熏陶下耳濡目染，得其亲授。本人在继承李白清先生学术思想的基础上，大量阅读古典医籍，总结要旨，特别受张仲景《伤寒论》“烧针治伤寒表证”，王执中《针灸资生经》用火针治疗腹痛、哮喘、腰痛，皇甫谧《针灸甲乙经》火针治疗必须考虑体质因素等的启发，进一步调整“药火针”中药物组成，研制成系列火针药，拓展了药火针的应用范围。

目前在国家大力发展中医药事业的大环境下，在陕西省中医药管理局的大力支持下，“李氏药火针”于2018年被陕西省中医药管理局批准为“陕西省中医学术流派传承工作室”建设项目。李彩霞主任医师作为李氏后代子孙，不负众望，根据自己30多年的临床实践及先辈的经验总结，将药火针创立的渊源、治病的机理、学术观点、临床医案、传承与发展等加以汇总整理，编著成《李氏药火针疗法》一书，以供同道参考。

在编著本书过程中，李氏药火针第五代传承人李元和主治医师收集、整理医案，协助共同完成。由于笔者学识浅薄，书中难免有疏漏和错误之处，望广大同仁予以见谅和斧正。

李彩霞

2021 年 5 月

目录

上篇　概论

中篇　常见病证药火针疗法

下篇　传承与发展

上篇

概论

第一章　药火针疗法概述

药火针疗法是将多种中药如干姜、艾叶等捣匀与菜子油共同制成小药包，套穿在一根长约25cm的特制银针针体上（针尖比较圆钝），药包距针尖的距离5～6cm，施术前将药包中的油挤干，然后点燃药包至针热，待火焰稳定后点刺所患病变部位皮肤及其经脉要穴处而达到治疗疾病的一种独特的针灸方法。该针法既发挥了火针的作用，又发挥了雷火神针的作用。临床具有医具简单易掌握、操作简便、疗效显著、见效快等特点。是在火针、雷火神针等基础上所创立的一种集针、药、灸的功效为一体的独特针灸方法。该疗法主要通过刺激十二皮部发挥针、药、灸的共同治疗作用，具有温通经络、开腠祛邪和行气化瘀的功效，临床多用于治疗顽固性疾病。

第一节　药火针疗法创立的渊源

一、药火针疗法的创立源于“火针”

（一）火针疗法

火针疗法是指将特制的针具用火烧红针体后，按一定刺法瞬间刺入人体的腧穴或特定部位的治疗方法。自有文字记载至今，火针疗法的发展应用已有两千多年的历史，通过历代医家的改进、发展和完善，形成了比较系统的理论体系。在其发展过程中，火针针具和操作方法也逐步规范，临床应用范围也得到了拓宽，已成为针灸疗法中独特的治疗体系。火针疗法主要是借助火力和温热刺激，通过温阳扶正、祛寒散邪、疏通气血而达到治疗疾病的目的，属于温通疗法的范畴。

（二）火针疗法的历史沿革

火针疗法最早的文字记载见于《黄帝内经》，其记载了火针的针具、操作方法和临床适应证、禁忌证。火针在《黄帝内经》中被称为“燔针”，火针疗法被称为“焠刺法”。《灵枢·官针》云：“凡刺有九，以应九变……九曰焠刺，焠刺者，刺燔针则取痹也。”焠，火灼也。可见，“焠刺”即是将烧红的燔针瞬间刺入皮内的一种刺法，由此得出“燔针”和“焠刺”即为“火针”和“火针疗法”。晋代《小品方》中最早出现“火针”的名称。

《黄帝内经》又将火针称为“大针”，如《灵枢·九针十二原》云：“九曰大针，长四寸……大针者，尖如梃，其锋微圆……”由此可见，火针疗法的专用针，针身粗大、针尖微圆、耐高温、能速刺；若针身细不能耐高温，则在操作时针具容易弯曲、折断，而且不能达到治疗疾病的目的。

《黄帝内经》对火针疗法的适应证和禁忌证也做了论述，《灵枢·官针》中提出：“焠刺者，刺燔针则取痹也。”说明火针用于痹证的治疗。《灵枢·经筋》云：“焠刺者，刺寒急也。”说明了火针疗法适用于治疗因寒邪引起的寒痹证候。《灵枢·寿夭刚柔》云：“刺寒痹内热奈何？”，“刺布衣者，以火焠之；刺大人者，以药熨之。”提示火针疗法适宜于体质强壮者。《素问·调经论》曰：“病在筋，调之筋；病在骨，调之骨。燔针劫刺其下及与急者；病在骨，焠针药熨。”说明经筋病、骨病都可以用火针治疗。由此可见，《黄帝内经》中提到火针疗法的适应证有四种：痹证、寒证、经筋病、骨病。针对劳心者（大人）和劳力者（布衣）的不同体质特点，分别施以不同的治疗方法。《灵枢·经筋》云：“热则筋纵不收，无用燔针。”可见，在当时热证是火针的禁忌证。

《灵枢·经筋》提出经筋病的治疗原则“治在燔针劫刺，以知为数，以痛为腧”，即指出了火针的取穴、针刺方法。由此可见，火针疗法早在《黄帝内经》时代就已成为传统医学的重要组成部分。

至汉代，火针疗法在临床上的应用已相当广泛，同时提出了火针的禁忌证。如张仲景在《伤寒论》中把火针称为“烧针”“温针”，认为伤寒表证可以用“烧针”“温针”治疗，着重提出了因误用火针而出现的不良现象，强调若用火针治疗，必须严格掌握火针的适应证，并论述了应用火针疗法的禁忌证和误治后如何处理。如《伤寒论》中记载：“太阳伤寒者，加温针必惊也。”“太阳病，发热而渴，不恶寒者为温病……若被火者，微发黄色，剧则如惊痫。”“太阳病中风，以火劫发汗，邪风被火热，血气流溢，失其常度。两阳相熏灼，其身发黄，阳盛则欲衄，阴虚小便难。阴阳俱虚竭，身体则枯燥，但头汗出，齐颈而还，腹满欲喘，口干咽烂，或不大便，久则谵语，甚者至哕，手足躁扰，捻衣摸床。小便利者，其人可治。”“阳明病，被火，额上微汗出，而小便不利者，必发黄。”也可有神志变化，如“阳明病，脉浮而紧，咽燥口苦，腹满而喘，发热汗出，不恶寒，反恶热，身重。若发汗则躁，心愦愦反谵语。若加温针，心怵惕，烦躁不得眠。”少阴病，误用火针可致咳、下利、谵语。“少阴病，咳而下利，谵语者，此被火气劫故也，小便必难，以强责少阴汗也。”《伤寒论》中提出了误用“烧针”“温针”后出现变证的补救措施，如“伤寒脉浮，自汗出，小便数，心烦，微恶寒，脚挛急……复加烧针者，四逆汤主之。”“伤寒脉浮，医以火迫劫之，亡阳，必惊狂。卧起不安者，桂枝去芍药加蜀漆牡蛎龙骨救逆汤主之。”“火逆下之，因烧针烦躁者，桂枝甘草龙骨牡蛎汤主之。”

《伤寒论》中还提出了火针治疗后针孔的护理问题，若针孔护理不当，感受外邪，则会并发奔豚。如“烧针令其汗，针处被寒，核起而赤者，必发奔豚，气从少腹上冲心者，灸其核上各一壮……”虽然在当时的医疗条件下，操作上尚未有无菌观念，但张仲景已从反面论述了火针疗法的一些不良反应及处理方法。

晋代皇甫谧撰写的《针灸甲乙经》继承《黄帝内经》的观点，肯定“焠刺”是针灸的刺法之一，同时也强调其适应证为痹证和寒证。重申应用火针治病必须考虑体质因素，如书中云:“故用针者，不知年之所加，气之盛衰，虚实之所起，不可以为工矣。”

晋代陈延之所著的《小品方》中述:“附骨疽……若失时不消成脓者，用火针，膏、散。”可见火针已用于外科病证。作者还首次把火针疗法应用于眼科疾病，如“取针烧令赤，烁著肤上，不过三烁缩也。”

唐宋时期火针治疗范围较前有较大扩展，已经用于内科、外科、眼科、五官科以及急症的治疗；同时，火针的选穴、操作、禁忌等问题均已提出，并有火针治疗的医案记载，从此奠定了火针理论体系的理论基础。

唐代孙思邈《备急千金要方》《千金翼方》将火针应用于外科，治疗疮疡痈疽、瘰疬痰核和出血，记载有“外摩膏破痈口……针唯令极热”，“凡痈……有脓便可破之……令脓宜出，用铍针，脓深难见，肉厚而生者用火针。”这是火针疗法治疗热证的最早记载，从此突破了火针只治疗寒证的局限，进一步拓宽了火针疗法的适用范围。如“诸漏结核未破者，火针使著核结中，无不瘥者”，“治酒醉牙齿涌血出方，烧针令赤，注血孔中止”。同时，也用于内科黄疸、风眩等证，“夹人中穴火针，治马黄疸疫通身并黄，语音已不转者”，“夫风眩之病……困急时但度灸穴，便火针针之，无不瘥者，初得，针竟便灸，最良。”风眩指因风而起的眩晕，用火针可以息风解郁。对火针疗法的禁忌穴位明确规定了腹部的“巨阙、太仓，上下脘，此之一行有六穴，忌火针也”。

宋、元是火针疗法运用的兴盛时期，其适应证较前明显增加。宋代王执中所著《针灸资生经》将火针疗法创造性地应用于内脏疾病的治疗中，书中列举了许多类型的有效医案，如治疗消化系统的、治疗呼吸系统的及治疗腰痛的。书中有云：“荆妇旧侍亲疾，累日不食，因得心脾痛，发则攻心腹，后心痛亦应之，至不可忍。与女儿别，以药饮之，痛反甚，若灸则遍身不胜灸矣，不免令女儿各以火针微针之，不拘心腹，须臾痛定，即欲起矣，神哉。”又云：“舍弟登山，为雨所持，一夕气闷而不救，见昆季必泣，有欲别之意，予疑其心悲，为刺百会不效，按其肺俞，云其痛如锥刺，以火针微刺之，即愈。因此，与人治疗哮喘，只缪肺俞，不缪他穴。”书中记载火针治疗腰痛，针到痛止，如“舍身腰痛出入甚艰，予用火针，微微频刺肾俞，行履如故”，又如“有妇人久病而腰甚痛，腰眼忌灸，医以针置火中令热，缪刺痛处，初不深入，即而痛止。”

明代为火针发展的鼎盛时期，有关针灸的著作层出不穷。当时的代表著作《针灸大成》《针灸聚英》《名医类案》等书中均提到了火针，其中高武撰写的《针灸聚英》对火针疗法的论述最为全面，从针具、加热、刺法到功效应用和禁忌等都做了详细的论述。明代高武在《针灸聚英》中指出：为使患者治疗时痛苦小，火针的制作材料应采用韧性大的熟铁，且针不宜太粗，而且在加热时要烧至通红。如曰：“焠针者，以麻油满盏，灯草令多如大指许，取其灯火烧针，频麻油蘸其针，烧令通红，用方有功。若不红者，反损于人，不能去病。烧时令针头低下，恐油热伤手。先令他人烧针，医者临时用之，以免致手热。才觉针红，医即取针。先以针安穴上，自然干，针之亦佳。”

高武认为，为达到最佳的治疗效果，要求医者进针须准确，深浅须适度。指出：“以墨记之，使针时无差，穴道差，则无功……先以左手按定其穴，然后针之。”还认为火针“切忌太深，深则反伤经络；不可太浅，浅则治病无功；但消息取中也。凡大醉之后，不可行针，不适浅深，有害无利”。在书中亦提到针后对针孔的处理问题。如曰：“凡行火针，一针之后，疾速便去，不可久留，寻即以左手速按针孔上，则疼止，不按则痛甚。”

高武在《针灸聚英》中对火针的功效和适应证做了深入论述，使火针疗法在理论和实践上都有了一定的突破，奠定了火针治病的基本理论体系。书中指出了火针具有行气与发散两大功效。《针灸聚英》中云：“火针亦行气，火针唯借火力，无补泻虚实之害。”又云：“盖火针大开其孔穴，不塞其门，风邪从此而出。”正因为火针有行气和发散的作用，所以高氏认为临床可以消除癥瘕积聚，气行则血行；还可以破痈排脓，发散毒邪。如书中载：“凡癥块结积之病，甚宜火针。”“破痈坚积结瘤等，皆以火针猛热可用。”又云：“宜破痈毒发背，溃脓在内，外皮无头者，但按肿软不坚者以溃脓，阔大者按头尾及中，以点记，宜下三针，决破出脓，一针肿上，不可按之，即以指从两旁捺之，令脓随手而出，或肿大脓多，针时须侧身回避，恐脓射出污身。”“若风湿寒三者，在于经络不出者，宜用火针，以外发其邪。”“凡治瘫痪，尤宜火针易获功效。”这些都是利用火针的行气和发散的作用进行治疗的论述。

在禁忌证方面，高武提出：“人身诸处皆可行针，面上忌之。凡季夏，大经血盛皆下流两脚，切忌妄行火针于两脚内及足，则溃脓肿疼难退。其如脚气多发于夏，血气湿气皆聚两脚，或误行火针，则反加肿疼，不能行履也。”并有“凡大醉之后，不可行针”的警戒。由此可见，高氏对火针疗法的论述是较全面的，也说明火针疗法进入了较成熟的阶段。从此形成了较为完整的火针理论体系。

李时珍的《本草纲目》中也比较全面地论述了火针的刺法

和作用，并阐述了火针治疗痈疽、痹证的机理。还记述了火针治疗目翳的方法："其法用平头针如翳大小，烧赤，轻轻当翳中烙之。烙后翳破，即用除翳药敷点。"

明代陈实功所著《外科正宗》描述了火针治疗瘰疬："治瘰疬、痰核，生于项间，初起坚硬，或如梅李，结聚不散，宜用此法针之，插药易消，用缝衣大针二条，将竹箸头劈开，经针双夹缝内，相离一分许，用线扎定，先将桐油一盏，用灯草六七根油内排匀点着，将针烧红，用手指将核握起，用针当头刺入四五分，核大者再针数孔亦妙。核内或痰或血随即流出，候尽以膏盖之。"用这一方法治疗瘰疬屡试不爽。陈实功将火针疗法广泛应用于临床，并成功地治疗了眼科疾患。薛己的《保婴撮要》记载，使用火针治疗小儿气血虚甚的腋痈要"先用大补后用火针"，而肝肾先天禀赋不足的漏疮、肌肉不生则不能用火针疗法。

明代已有火针医案的记载，如江瓘所著《名医类案》全书集录历代名医治案，其中有些病案是应用火针的，如"一男子胁肿一块，日久不溃，按之微痛，脉微而涩。此形症俱虚，当补不当泻。乃以人参养荣汤及热艾熨患处，脓成以火针刺之，更用豆豉饼，十全大补汤，百剂而愈。"

明代杨继洲的《针灸大成》集众家之所长，将火针列为针灸疗法之一。由于《针灸大成》对后世的影响巨大，所以对火针疗法的流传起到了积极作用。

火针疗法在清代仍在应用，如吴仪洛在《本草从新》中将火针用于治疗眼科疾病，消除常人认为火针有危险的偏见。指出："肝虚目昏多泪，或风赤及生翳膜，头厚生病，后生白膜，失明，或五脏虚劳，风热上冲于目生翳，病亦熨烙之法。盖气血得温则宜通，得寒则凝涩故也。其法用平头针，如控大小，烧赤轻轻当翳中烙之。烙之翳破，即用除翳药敷之矣。”清代吴谦《医宗金鉴》对前人的经验进行归纳总结，提出：“火针者，即古之燔针也。凡周身淫邪，或风或水，溢于机体，留而不能过关节，壅滞为病者，以此刺之。”该文指出“火针”即为《黄帝内经》中的燔针，可治疗外邪壅滞于肌肤与关节的疾病。由此可见，在清代火针疗法的应用范围得到了扩大和发展。

清朝后期至民国年间，随着中医药事业的衰落，加上西洋医学的传布，致使火针疗法的发展也有所停滞。

新中国成立后，火针疗法在临床应用方面有新的发展，出现电火针、电热针等新型火针工具，促进了火针疗法的普及和发展。但火针疗法与整个医学的发展，与其他针具针法的发展不相协调，临床只有少数医师能掌握。

国医大师贺普仁总结火针疗法具有针和灸的双重作用，既有针的刺激，又有灸的温热刺激，火针通过温热刺激穴位和部位增强人体阳气、鼓舞正气、调节脏腑、激发经气、温通经脉、活血行气，因此火针具有助阳补虚、升阳举陷、消癥散结、生肌排脓、除麻止痉、祛痛止痒等作用。

二、药火针疗法的创立源于“雷火神针”

（一）雷火神针

雷火神针是一种特殊的艾灸疗法，施术者将含有药物的艾条点燃直接隔若干层布按压在患处施灸，对疼痛、阴证有良好疗效。

（二）雷火神针的源流

雷火神针实质是一种药艾灸疗法，操作者将若干层布铺垫在病患处，然后将点燃的含有药物的艾条按压在布垫上施灸患处，对痛证、寒证疗效较好。其首次文献记载见于明中期的《神农皇帝真传针灸图》，称为“火雷针”，即“雷火神针”。该书记载了“艾三两，沉香五钱，乳香五钱，苍术一两，麝香五钱，没药七钱，茵陈一两，干姜五钱，羌活一两，广木香五钱，川山甲五钱”的药艾条配方。

明代李时珍所著《本草纲目》中记载了雷火神针法所用药物：“熟蕲艾末一两，乳香、没药、穿山甲、硫磺、雄黄、草乌头、川乌头、桃树皮末各一钱，麝香五分，为末，拌艾，以厚纸裁成条，铺药艾于内，紧卷如指大，长三四寸，收贮瓶内，埋地中七七日，取出。用时于灯上点着，吹灭，隔纸十层，乘热针于患处，热气直入病处”，主治“心腹冷痛，风寒湿痹，附骨阴疽，凡在筋骨隐痛者，针之，火气直达病所，甚效”。上文对雷火神针的制作、所用药物、用法、主治病证做了论述。

清代太乙神针是在雷火神针基础上经过改良而产生的一种药艾条实按灸疗法。药味的增加使其治疗范围进一步扩大，所治病种涉及到内外妇儿各科。在操作上，早期的雷火神针所隔之物由“衣”变为“纸”。至清代又转为隔布施灸，但没有统一的标准，太乙神针统一以隔七层红布为准，并明确要求“药气温温透入，腠理渐开……其一种氤氲畅美之致”的柔和灸感。

雷火神针与太乙神针均为特殊的艾灸疗法，在传承发展过程中，历经明清两代医家的实践和改革，在制作、操作及适应证等方面都已达到成熟。

现代学者在操作方法、临床应用等方面对雷火神针进行了拓展和改进，如赵时碧的赵氏雷火灸改实按灸为悬起灸，虽严格意义上讲已经不属于传统雷火神针的范畴，但是其温和的特点使其受众较多。

在临床应用上，虽然按照古籍中的记载，雷火神针主要被用于治疗疮疡肿毒及诸痛证，但时至现代，雷火神针也时常被应用在一些传统认识之外的病种上，如眩晕、过敏性鼻炎，还有医家将雷火神针与参苓白术散结合治疗功能性腹泻，均可取得明显的疗效。

总之，通过对“火针疗法”的历史沿革及“雷火神针源流”的梳理，整理其治病的作用机理、适应证范围及操作方法，可得出药火针疗法的创立源于“火针”与“雷火神针”。

李白清先生认为，药火针是“焠针”“燔针”的发展，也是后世“雷火神针”的演变，既发挥了针刺、药物的作用，又发挥了艾灸的作用。

第二节　药火针疗法创立的理论基础

药火针疗法是以中医经络学说为依据，以经络学说中皮部理论为基础而创立。

一、经络学说

经络学说是阐述人体经络系统的循行分布、生理功能、病理变化及其与脏腑相互关系的一门学说。是中医学理论的重要组成部分，贯穿于中医学的生理、病理、诊断和治疗等方面，是针灸学的理论核心。

经络是经脉和络脉的总称，是人体运行气血、联络脏腑、沟通内外、贯穿上下的径路。经是经脉，犹如途径，贯通上下，沟通内外，是经络系统的主干；络是络脉，譬如网络，较经脉细小，纵横交错，遍布全身，是经络系统中的分支。《灵枢·脉度》说："经脉为里，支而横者为络，络之别者为孙。"《灵枢·经脉》云："经脉者，常不可见也"，"诸脉之浮而常见者，皆络脉也"。

（一）经络的组成和作用

经络系统由经脉和络脉组成，是经脉与络脉相互联系、彼此衔接而构成的体系，其中经脉包括十二经脉、奇经八脉，以及附属于十二经脉的十二经别、十二经筋、十二皮部；络脉包括十五络脉和难以计数的浮络、孙络等。经络系统表如图 1-1。

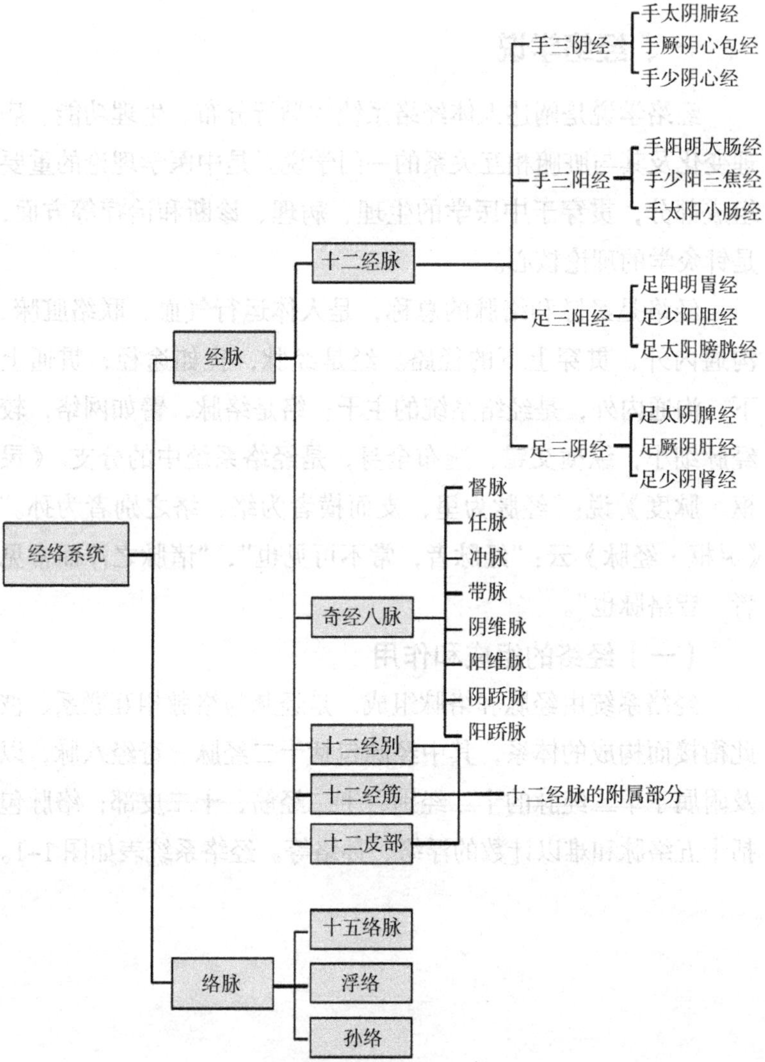

图 1–1　经络系统图

1. 十二经脉

十二经脉即手三阴（肺、心包、心）、手三阳（大肠、三焦、小肠)、足三阳(胃、胆、膀胱)、足三阴(脾、肝、肾)的总称。由于它们隶属于十二脏腑，为经络系统的主体，故又称“十二正经”。各经都用其所隶属脏腑的名称，结合其循行于手足、内外、前中后的不同部位，根据阴阳学说而给予不同的名称。其中隶属于六脏、循行于四肢内侧的经脉称为阴经；隶属于六腑、循行于四肢外侧的经脉称为阳经。并根据阴阳衍化的道理分为三阴经、三阳经，这样就确定了手太阴肺经、手阳明大肠经、足阳明胃经、足太阴脾经、手少阴心经、手太阳小肠经、足太阳膀胱经、足少阴肾经、手厥阴心包经、手少阳三焦经、足少阳胆经、足厥阴肝经的名称。十二经脉在头、身、四肢的分布规律是：手足三阳经为“阳明”在前，“少阳”在中(侧),“太阳”在后；手足三阴经大体为“太阴”在前，“厥阴”在中，“少阴”在后。十二经脉的作用，主要是联络脏腑、肢体，运行气血，濡养全身。

十二经脉通过手足阴阳表里经的交接而逐经相传，构成了一个周而复始如环无端的传注系统。其走向情况如《灵枢·逆顺肥瘦》所说：“手之三阴，从脏走手；手之三阳，从手走头；足之三阳，从头走足；足之三阴，从足走腹。”正是由于十二经脉通过支脉和络脉的沟通衔接，在脏与腑之间就形成了六组“络属”关系，在阴阳经之间也形成了六组“表里”关系。阴经属脏络腑，阳经属腑络脏。再通过手、足同名经交接，便构成了十二经脉的循环传注。

2. 奇经八脉

奇经为任、督、冲、带、阴维、阳维、阴跻、阳跻八脉的总称。它们与十二正经不同，既不直属脏腑，又无表里配合。其生理功能，主要是对十二经脉的气血运行起着溢蓄、调节的作用。

任脉循行于胸腹正中，上抵颏部，诸阴经脉均来交会，故有“阴脉之海”之称。具有调节全身诸阴经经气的作用。

督脉循行腰背正中，上至头面。诸阳经均来交会，故有“阳脉之海”之称。具有调节全身阳经经气的作用。

冲脉与足少阴肾经并行，上至目下。十二经脉均来汇聚，故有“十二经之海”之称，亦称“血海”，具有涵蓄十二经气血的作用。

带脉起于胁下，环形腰间一周，状如束带。有约束诸经之功能。

阴维脉与六阴经相联系，会合于任脉（主一身之里）；阳维脉与六阳经相联系，会合于督脉（主一身之表）。它们分别调节六阴经和六阳经的经气，以维持阴阳经之间的协调和平衡。

阴跻脉起于足跟内侧，随足少阴经上行；阳跻脉起于足跟外侧，伴足太阳上行，它们分别循行，交会于目内眦。共同调节肢体的运动和眼睑的开合功能。

3. 十五络脉

十二经脉和任督二脉各自别出一络，加上脾之大络，共计15条，称为“十五络脉”。它们的作用主要是沟通各组表里的经脉，加强十二经脉的循环传注。

十二经脉的别络在四肢肘膝关节以下本经络穴处别出后，均走向其相表里的经脉（阴经别络于阳经，阳经别络于阴经）；任脉的别络散布于腹部，以沟通腹部的经气；督脉别络散布于头部，别走足太阳膀胱经，以沟通背部的经气；脾之大络散布于胁肋。

此外，还有从络脉分支的孙络与浮络。《灵枢·脉度》云："络之别者为孙。"其浮现在皮肤表层能看到的称为浮络。它们遍布全身，难以计数，其作用主要是输布气血于经筋和皮部。

4. 十二经别

十二经别是十二正经离合出入的别行部分，是正经别行深入体腔的支脉。它们的作用主要是对十二经脉起着离、合、出、入于表里经之间，加强了内外的联系，有濡养脏腑的作用。

十二经别多从四肢肘膝关节附近的正经别出（离），经过躯干，深入体腔与相关脏腑联系（入），再浅出于体表上行于头项部（出），在头项部，阳经经别合于本经经脉，阴经经别合于其相表里的阳经经脉（合）。十二经别按阴阳表里关系汇合成六组，有"六合"之称。

足太阳、足少阴经别，下合于腘，入走肾与膀胱，上出于项，合于足太阳本经。足少阳、厥阴经别，下合毛际，入走肝胆，上系于目，合于足少阳本经。足阳明、太阴经别，下合于髀，入走脾胃，上出鼻頞，合于足阳明本经。手太阳、少阴经别，下合于腋，入走心与小肠，上出目内眦，合于手太阳本经。手少阳、厥阴经别，先合于胸，入走三焦，上出耳后，合于手少阳本经。手阳明、太阴经别，均走肺与大肠，上出缺盆，合于手阳明本经。

由于十二经别有离、入、出、合于表里之间的特点，不仅加强了十二经脉的内外联系，更加强了经脉所属络的脏腑在体腔深部的联系，补充了十二经脉在体内外循环的不足，扩大了经穴的主治范围。例如，十二经别通过表里相合的“六合”作用，使得十二经脉中阴经与头部发生联系，从而扩大了手足三阴经穴位的主治范围。手足三阴经穴位之所以可治头面和五官疾病，与阴经经别合于阳经而上头面的循行是分不开的。

5. 十二经筋

十二经筋，是十二经脉之气结聚散络于筋肉关节的体系。是附属于十二经脉的筋肉系统。其循行分布均起始于四肢末端，结聚于关节、骨骼部，走向躯干头面。十二经筋行于体表，不入内脏，有刚筋、柔筋之分。刚（阳）筋分布于项背和四肢外侧，以手足阳经经筋为主；柔（阴）筋分布于胸腹和四肢内侧，以手足阴经经筋为主。如足三阳经筋起于足趾，行股外上行结于面部；足三阴经筋起于足趾，循股内上行结于腹部；手三阳经筋起于手指，循臑外上行结于头部；手三阴经筋起于手指，循臑内上行结于胸部。

经筋具有约束骨骼、屈伸关节、维持人体正常运动功能的作用。如《素问·痿论》所说：“宗筋主束骨而利机关也。”

6. 十二皮部

十二皮部是十二经脉功能活动反映于体表的部位，也是络脉散布之所在。十二皮部的分布区域是以十二经脉在体表的分布范围，即十二经脉在皮肤分属部分为依据而划分的。

由于十二皮部居于人体最外层，又与经络气血相通，故是机体的卫外屏障，起着保卫机体、抗御外邪和反映病证的作用。

（二）经络的生理功能

1. 沟通内外，联系机体

经络具有联络脏腑和肢体的作用。如《灵枢·海论》云："夫十二经脉者，内属于腑脏，外络于肢节。"提出了经络能沟通表里，联络上下，将人体各部的组织、器官联结成为一个有机的整体。

2. 运行气血，营养周身

经络具有运行气血，濡养身体的作用。《灵枢·本脏》云："经脉者，所以行血气而营阴阳，濡筋骨，利关节者也。"该经文指明了经络有着运行气血，调理阴阳和濡养全身的作用。由于经络能输布营养到全身各组织、器官，因而保证了全身各器官功能活动的正常运行，如营气之和调于五脏，洒陈于六腑，这就为五脏藏精、六腑传化的功能活动提供了物质条件。所以经络运行气血，保证了全身各组织、器官的营养供给，为各组织、器官的功能活动提供了必要的物质基础。

3. 抗御外邪，保卫机体

经络具有抗御外邪，保护身体的作用。由于经络能"行血气而营阴阳"，"营行脉中，卫行脉外"，使卫气密布于皮肤之中，加强皮部的卫外作用。《灵枢·本脏》云："卫气和则分肉解利，皮肤调柔，腠理致密矣。"腠理致密则六淫之邪不易侵袭。

二、皮部理论

皮部是经络系统在皮肤上的分部。有广义与狭义之分。广义的皮部是指人体暴露于外面的最浅部分，即皮肤；狭义的皮部，即十二皮部，是十二经脉功能活动反映于体表的部位，也是络脉之气散布之所在。

有关皮部的论述早在《黄帝内经》中就有记载。《素问·皮部论》云："欲知皮部以经脉为纪者，诸经皆然。""皮者脉之部也。"人体之皮肤按十二经脉循行部位划分的十二个区域即为十二皮部。在《素问·皮部论》中，根据"上下同法"的原则将手足三阴三阳共十二经之皮部合而为六经，分别设立专名：手足阳明经皮部称为"害蜚"；手足少阳经皮部称为"枢持"；手足太阳经皮部称为"关枢"；手足少阴经皮部称为"枢儒"；手足厥阴经皮部称为"害肩"；手足太阴经皮部称为"关蛰"。其中的"关、害、枢"是以门户的各个部件来比拟阴阳气机的变化。"关"指门闩，"害"指门板，"枢"指门轴。三阳好比外门，三阴好比内门。"关、害、枢"不仅表现了三阳三阴防御病邪的特点，还反映了疾病由表入里的过程。《伤寒论》中的六经辨证，即用了六经皮部来概括表里、寒热、虚实各证。其中不论阳证或阴证，初期皆称为"关"（即太阳、太阴）；极期（阳证极盛期或阴证极衰期）称为"害"（阳明、厥阴）；而阳证和阴证的寒热交作称为"枢"（少阳，少阴）。

皮部位于人体最外层，连接了经络系统的各个组成部分，是机体与外界接触的天然屏障。皮部卫外功能的强弱很大程度上决定了机体正气的盛衰。《素问·皮部论》中说："凡十二经络脉者，皮之部也。是故百病之始生也，必先于皮毛，邪中之则腠理开，开则入客于络脉，留而不去，传入于经，留而不去，传入于腑，廪于肠胃。邪之始入于皮也。"又云："皮者脉之部也。邪客于皮则腠理开，开则邪入客于络脉，络脉满则注于经脉，经脉满则入舍于腑脏也，故皮者有分部，不与而生大病也。”可见外邪致病是经皮部→络脉→经脉→腑→脏由表及里的传变，最先是从皮部开始的，即所谓百病始生，先于皮毛。这是外邪由表入里的一个方面。反之，当机体内脏经脉有病时，亦可通过经脉、络脉由里达表，反映在皮部。因此十二皮部不仅是机体的天然屏障，也是反映疾病和接受治疗的门户。

三、皮部理论的临床应用

中医学认为人体是一个有机的整体。经络系统是人体结构的重要组成部分，是具有联络组织器官，沟通表里上下，以通行气血、感应传导、调节机能活动等功能的结构系统。经络的这些功能，具有传递人体中各种信息的作用，体内的某种刺激使脏腑功能活动发生变化时，可以通过经络的传导而反映于体表皮部，即所谓“有诸内，必形诸外”。反之，皮肤上的一些变化也反映出经脉或脏腑的功能改变。

“十二皮部”是脏腑所属的十二经脉在皮表的粗线条投影区，也是十二经脉在皮肤的分区和十二经脉之气的散发所在，居于人体最外层，与经络及脏腑气血相通，是机体的卫外屏障，起着保卫机体、抗御外邪和反映病证的作用。另一方面，在治疗上如果给予皮肤一种刺激，也能通过经络的感应传导作用，起到调节脏腑机能和治疗疾病的目的。由此可见，皮部与内在脏器的关系十分密切。由于“百病之始生，必先于皮毛”，因此，病从皮部治之，此乃治病之重要途径。药火针疗法正是皮部理论在临床的具体应用。

《素问·阴阳应象大论》认为："邪风之至，疾如风雨，故善治者治皮毛，其次治肌肤……。"药火针疗法其所以点刺病患部位皮肤及其经脉腧穴者，取意于"善治者治皮毛"，使毛孔开放，放开门路使邪外出。正如《灵枢·刺节真邪》所言的"为开道乎辟门户，使邪得出病乃已"。药火针通过加热的针尖点刺患部皮肤、腧穴、经脉处，药气透入，腠理渐开，直达病所，使邪外出。同时火热之力及药物燃烧时产生的药力，促使局部皮肤腠理开放，针感、火热之力及药气随着刺激部位的不同而驱动和促使相应区域的经脉之气循行，使针感、火热之力及药力传至希望达到的脏腑、筋肉、关节等人体特定部位，从而获得定向性的调节经络气血以及内脏功能等的治疗作用，以治病防病。

第三节　药火针疗法的创立形成

药火针疗法的创立源于"火针"与"雷火神针"，是民间医师李明彦老先生于清光绪二十六年（1900 年）前后对"火针"及"雷火神针"进行改良而创立的一种独特的针法。李明彦老先生老庄思想淳厚，乐善好施，经常去道观与道士切磋老庄学术思想以及养生知识和疾病疗法。最常去的道观是武功县龙王庙，经常给庙里送粮油，由于其与道长相交甚厚，故学到了道家许多治病经验。李明彦老先生将道家经验与自己所学的中医知识融合，探索治疗痹证的独特简便方法，遂钻研《黄帝内经》《伤寒论》《针灸甲乙经》等古典医籍，根据《黄帝内经》中"燔针""焠刺"即"火针疗法"及后世"雷火神针”“太乙神针”的药物配方、操作、适应证及作用等，结合《灵枢·官针》中：“凡刺有九，以应九变……七曰毛刺，毛刺者，刺浮痹皮肤也……”及中医经络学说“十二皮部”理论，把“火针”与“雷火神针”有机地结合在一起，创立了“药火针疗法”。药火针既是“燔针”即“火针”的改良，也是“雷火神针”的创新发展。

火针疗法的优点：国医大师贺普仁教授总结火针疗法具有针刺疗法和艾灸疗法的双重作用。不仅有针的刺激作用，还有温热刺激作用，而重点在于温热，火针通过温热刺激部位和穴位达到温通经脉、调节脏腑、激发经气、鼓舞正气、活血行气、增强人体阳气的目的。但其缺点是疼痛较重，部分患者难以接受，操作后若针孔护理不当容易感染。雷火神针实质上是一种特殊的药艾灸疗法，具有艾灸与药物的双重作用，之所以称为“针”，是因为操作时，实按于穴位之上，类似针法之故。药火针是一根特制银针长约 25cm，针尖比较圆钝，再用多种中药如干姜、艾叶、苍术等捣匀与菜子油制成小药包，将药包套穿在针体上，药包距针尖的距离 5 ～ 6cm，施术前将药包点燃至针热，待火焰稳定后点刺所患病变部位皮肤及其经脉要穴处治疗疾病的一种独特的针法。在病变部位皮肤点刺即为《灵枢·官针》“毛刺”在实践中的具体应用，“毛刺者，刺浮痹皮肤也”，即在皮肤表面上进行浅刺治疗皮肤麻木不仁之病变。该针法既发挥了火针的作用，又发挥了雷火神针的作用，是在火针、雷火神针的基础上所创立的一种集针刺、药物、艾灸的功效于一体的独特的针灸疗法。

第二章　药火针的制作及操作方法

第一节　药火针的制作

一、针的制作

药火针是银制长 25cm 左右的银针，由针尖、针体、针柄构成（图 2–1）。针尖部比较圆钝，不易刺伤皮肤。

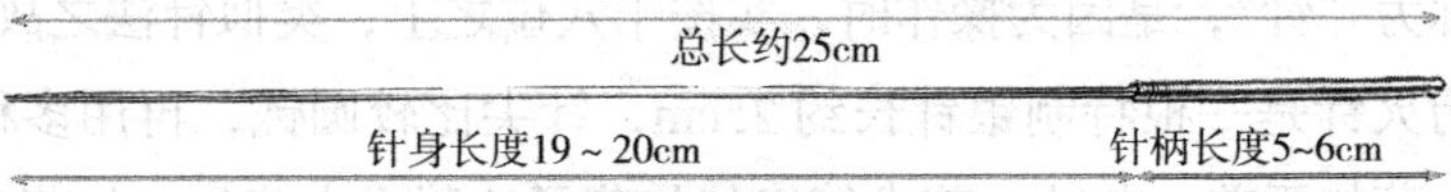

图 2–1　药火针示意图

二、药包的制作

把多种中药和艾叶捣匀用棉花包成小药包（图 2–2），然后用菜子油浸透备用。不同疾病所用药物不同。

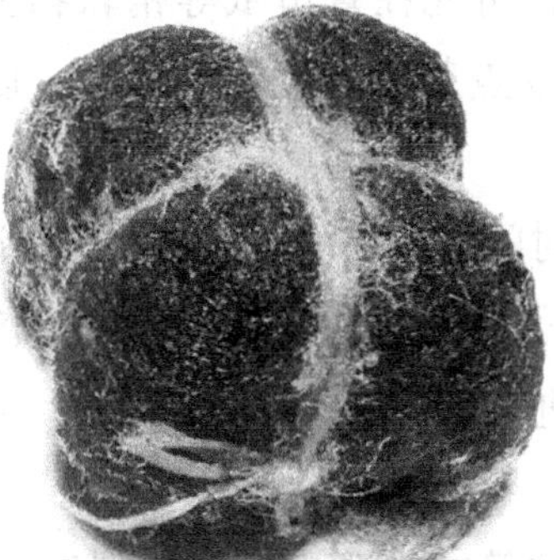

图 2–2　药火针药包图

第二节　操作方法

一、针法训练

（一）练针

练针的重点在于增强手腕的弹力和力度。掌握正确的点刺手法，是决定治疗效果的重要一环，必不可少。对不同的疾病和不同的部位，点刺的轻重程度不同。点刺过重，必将增加患者的痛苦；点刺过轻，达不到治疗目的，又影响治疗效果。点刺的力度一定要适宜，速度要快捷均匀。因此，术者必须事前练好手法。练针时必须做到以下几点。

1. 术者用左手握住右手腕部，左手再用适当的力量使右手腕关节上下摆动，增强手腕的力度；或者直接用右手腕上下弹动以增强右手腕的力度。

2. 右手持针，可先在餐巾纸等稍软物上点刺。其目的是提高手腕的力度及点刺的速度和准确性，以便日后在人体上点刺。

3. 练习一定时间后，在不点然药包的情况下，可在自己的手臂或大腿上练习点刺，纠正缺点和不正确的手法，以便在实际操作时对患者进行治疗。

（二）持针

术者右手以执笔式持药火针针柄部位，放松身体、沉肩、悬腕，点刺时落针要准、要稳，针体与皮肤呈 45°～ 75°倾斜，而且要均匀、快速地点刺皮部。

二、操作方法

（一）术前准备

1. 物品准备

治疗盘、棉签、酒精、打火机、酒精灯、药火针针具、药包、洗手消毒液等。

2. 与患者沟通

为了取得患者的积极配合，在治疗前必须先与患者进行沟通，向患者解释该疗法是一种独特的外治疗法，介绍预期治疗效果，点刺皮部不会出现疼痛和皮肤损伤，说明病程、疗程、疾病的预后等，尤其对于初诊患者更加必要，以免患者产生恐惧心理而不愿接受该疗法或不能连续治疗而影响疗效。

3. 消毒

施术前，医者双手应先用医用洗手液清洗干净，再用 75% 酒精棉球擦拭，或者使用免洗手消毒液消毒。之后对针具进行消毒，点燃酒精灯，将针尖在酒精灯外焰上烧红或者烧至亮白色即可。然后在患者需要点刺部位的皮肤及经脉要穴处的皮肤用 75% 的乙醇棉签擦拭消毒，或先用 2% 碘酊涂擦，稍干后，再用 75% 的乙醇棉签擦拭脱碘。治疗部位皮肤消毒后，应保持洁净，切忌接触污物，防止重新感染。

4. 检查针具

治疗前必须仔细检查特制银针针尖是否圆钝光滑，以防针尖不符合要求损伤患者皮肤。

（二）具体操作

1. 将与菜子油浸透的小药包，套穿在针体上，药包距针尖 5 ～ 6cm（图 2–3），把药包中油挤干，以防点燃小药包操作时油掉在皮肤上烫伤皮肤。

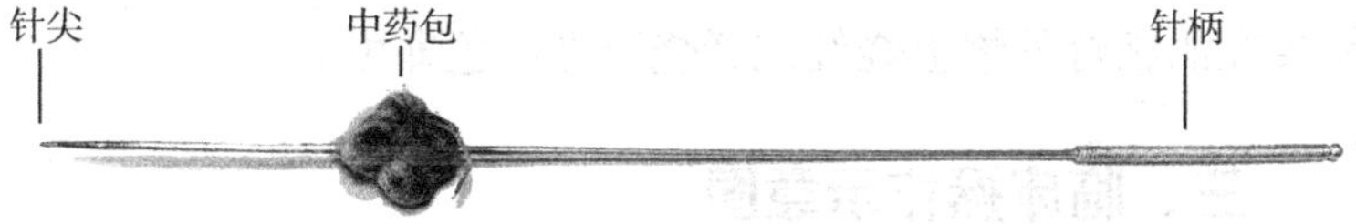

图 2–3　药包固定示意图

2. 将药包点燃至针热、火焰稳定后，在病人病变部位皮肤及其经脉要穴处，针尖与皮肤角度呈 45°～ 75°（图 2–4、图 2–5），运用点刺方式快速点刺。轻重程度以针尖接触皮肤时稍见凹陷为宜，同时结合患者主观耐受性予以把握。

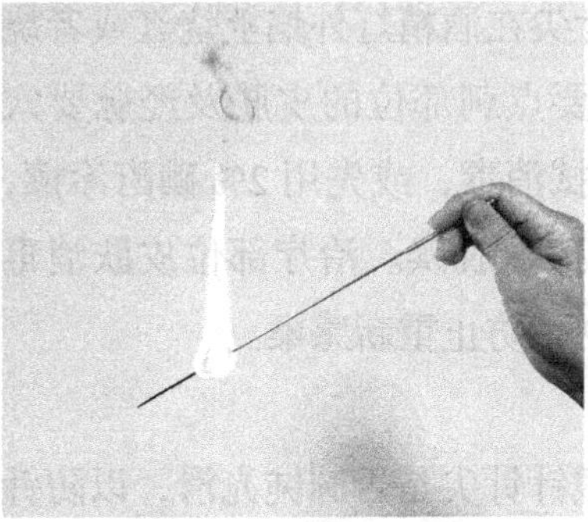

图 2–4　针尖与皮肤呈 45°角

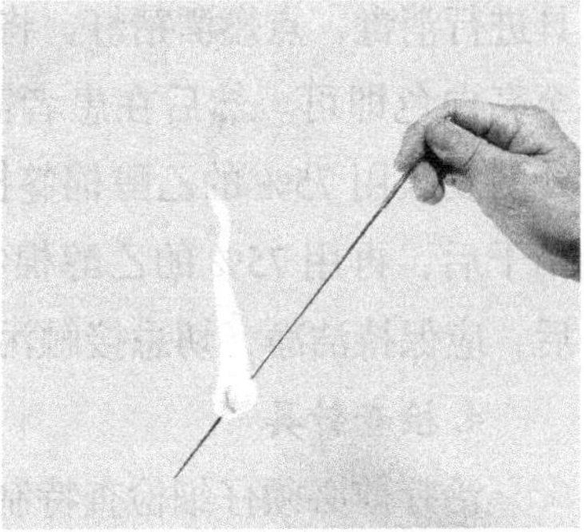

图 2–5　针尖与皮肤呈 75°角

3. 操作时要做到点刺均匀、动作轻柔、力量适中、针尖快落快起。点刺频率 180 ～ 200 次 / 分钟为宜。药包燃尽，操作结束。

4. 操作完毕，消毒针具。针具消毒方式：点燃酒精灯，将针尖在酒精灯外焰上烧红或者烧至亮白色即可。

三、临床操作示意图

李氏药火针各代传承人针对不同病证，选用不同的施术部位，在临床实践中积累了丰富的诊疗经验，并留下了宝贵的资料。图 2–6a 为第三代传承人李白清先生用药火针疗法为上臂痛患者做治疗，图 2–6b 为第四代传承人李彩霞主任医师为基层医务工作者展示药火针疗法治疗颈椎病，图 2–6c 为第五代传承人李元和主治医师用药火针疗法为膝关节滑膜炎患者进行治疗。

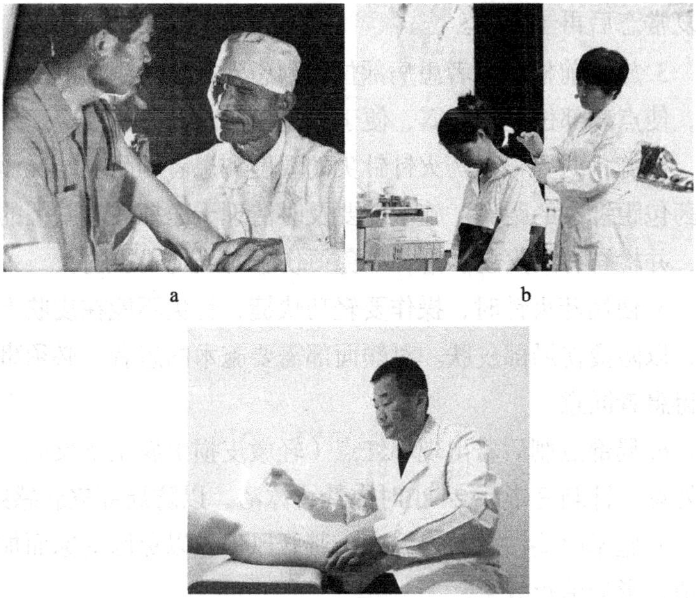

a　b

c

图 2-6　临床操作示意图

第三节　药火针疗法的注意事项与禁忌证

一、药火针疗法的注意事项

1. 施术前应详细询问病史，仔细检查，并配合西医学检测手段或中医“四诊”，尽量求得较明确的诊断。这既有利于治疗，同时又便于总结及避免医疗事故的发生。

2. 在施术前，要做好患者的思想工作，解除思想顾虑，消除紧张情绪，使患者全身肌肉放松，取得患者的配合，然后方可进行治疗。过度疲劳的患者不要立即施治，嘱患者先休息，恢复常态后再予施治。

3. 施术前根据患者患病部位，嘱患者采取适当、舒适的体位，使点刺部位充分暴露，便于术者操作。

4. 施术时要根据药火针针尖的温度和患者的耐受情况而调整药包距针尖的距离。施术时要及时清理干净掉在皮肤上的药灰，并检查有无火星洒落，以免烫伤患者或烧毁衣物。

5. 使用药火针时，操作要轻巧快捷，针尖不能在皮肤上停留，以防烫伤局部皮肤。对颜面部需要施术的患者，必须事先征得患者同意。

6. 局部点刺后若出现小红点（轻微皮损）属正常反应，不必处理。针刺完毕后 24 小时内禁止沐浴，以防局部皮肤感染。

7. 施术时要注意室内温度，避开风口，以免因受凉而加重病情，影响治疗效果。

8. 在施治时，要关心患者，要严肃认真地谨慎操作，切忌麻痹大意，并随时询问患者药火针的温度能否耐受，若患者感觉温度过高，针尖离开皮肤后可在空中停留片刻再操作。

二、药火针疗法的禁忌证

1. 精神过于紧张、饥饿、劳累的患者禁用。

2. 皮肤感染溃烂者及瘢痕体质者禁用。

3. 急腹症、严重器质性病变、严重心脏病、肿瘤、出血性疾病等应禁用。

4. 面部慎用，因药火针点刺后，个别人有极小甚微的皮肤损伤。

5. 儿童患者禁用，因小儿不能配合，皮肤娇嫩，为防止烫伤，故禁用。

第三章 药火针中药物与作用

药火针的药方组成以基础药物为主，然后辨证加减，在基础药物基础上加相应的药物，以达更好的疗效。

第一节 基础药

一、艾叶

【药性、功效及应用】

辛、苦，温。有小毒。归肝、脾、肾经。具有理气血，逐寒湿，温经的作用。治心腹冷痛，泄泻等。

【古籍择要】

1.《本草纲目》:“艾叶，生则微苦太辛，熟则微辛太苦，生温熟热，纯阳也。可以取太阳真火，可以回垂绝元阳……灸之则透诸经而治百种病邪，起沉疴之人为康泰，其功亦大矣。”

2.《本草汇言》:“艾叶，暖血温经，行气开郁之药也……开关窍，醒一切沉疴伏匿内闭诸疾。若气血、痰饮、积聚为病，哮喘逆气，骨蒸痞结，瘫痪痈疽，瘰疬结核等，灸之立起沉疴。”

3.《本草正》:“能通十二经脉……善于温中逐冷除湿，行血中之气，气中之滞，凡妇人血气寒滞者，最宜用之。”

【现代药理研究】

1. 化学成分

艾叶主要含有挥发油、倍半萜类、环木菠烷型三萜、黄酮、多糖、鞣酸及微量元素等多种化学成分。

2. 药理作用

其药理作用较为广泛，能明显缩短出血和凝血时间，艾叶油对多种过敏性哮喘有对抗作用，具有明显的平喘、镇咳、祛痰作用，其平喘作用与异丙肾上腺素相近。体外实验证明，艾叶油对肺炎球菌，甲、乙溶血型链球菌及奈瑟球菌有抑制作用，艾叶水浸剂或煎剂对炭疽杆菌、α-溶血性链球菌、β-溶血性链球菌、白喉杆菌、肺炎双球菌、金黄色葡萄糖球菌及多种致病真菌均有不同程度的抑制作用。对腺病毒、鼻病毒、疱疹病毒、流感病毒、腮腺炎病毒等亦有抑制作用。对子宫平滑肌有兴奋作用。

研究发现蕲艾挥发油能促进运动后血乳酸的消除，减少肝糖原的消耗量，从而表明蕲艾挥发油具有抗疲劳作用。

艾灸足三里、关元穴可提高机体的造血和循环功能，促进机体血红蛋白的再生与合成，减少体内乳酸堆积，抑制肌细胞中血清肌酸激酶溢出，降低血清中尿素氮含量，从而提高机体抗疲劳能力。

二、干姜

【药性、功效及应用】

辛，热。归脾、胃、肾、心、肺经。具有温中逐寒，回阳通脉，温肺化饮的作用。治心腹冷痛，肢冷脉微，寒饮喘咳，风寒湿痹等。

【古籍择要】

1.《神农本草经》:“主胸满咳逆上气，温中……逐风湿痹……”

2.《名医别录》:“主治寒冷腹痛……风邪诸毒……”

3.《医学启源》:“通心气助阳一也，去脏腑沉寒二也，发诸经之寒气三也，治感寒腹疼四也。”

4.《药性论》:“治腰肾中疼冷，冷气，破血，去风，通四肢关节，开五脏六腑，去风毒冷痹……治嗽，主温中……腹痛，消胀满冷痢……”

【现代药理研究】

1. 化学成分

干姜中含有挥发油约 2%，主要成分是姜烯、水芹烯、姜烯酮、姜辣素、姜酮、姜醇等多种化学成分。

2. 药理作用

干姜甲醇或醚提取物有镇静、镇痛、抗炎、止呕及短暂升高血压的作用；干姜醇提取物及其所含姜辣素和姜辣烯酮有明显灭螺和抗血吸虫作用；干姜水提取物能对抗结扎幽门性溃疡形成，对抗番泻叶引起的腹泻；干姜含芳香性挥发油，对消化道有轻度刺激作用，可使肠张力、节律及蠕动增强，从而促进胃肠的消化机能。

实验及临床研究表明，干姜可以改善心脑血管系统的功能，缓解急性心肌缺血缺氧状态，发挥“回阳通脉”功效。干姜水提物和挥发油具有抑制血小板聚集、预防血栓形成作用。

三、菜子油

【药性、功效及应用】

辛，温。具有消肿散结，行瘀解毒，润燥杀虫的功能。治疗肠梗阻，汤火灼伤，湿疹等。

【古籍择要】

1.《食物本草》(姚可成著):“(菜油)敷头，令发长黑；行滞血，破冷气，消肿散结。治产难，产后心腹诸疾，赤丹热肿，金疮血痔。”

2.《摄生众妙方》:“治风疮方，陈菜子油熬川山甲成膏，涂之立愈。”

3.《本草纲目》谓油菜子“炒过榨油，黄色，燃灯甚明，食之不及麻油。”

【现代药理研究】

1. 化学成分

菜子油含亚油酸等不饱和脂肪酸和维生素 E 等营养成分。

2. 药理作用

菜子油能被人体很好地吸收，具有一定的软化血管、延缓衰老的作用。

按：综上所述，艾火具有通经脉疗百病的作用，干姜能温中逐寒，回阳通脉，温肺化饮，菜子油有消肿、散结、行瘀的作用。用菜子油浸透艾叶、干姜等药制成的小药包，一方面有利于药包的点燃，另一方面通过燃烧艾叶等药制成的小药包，可以增加艾火的火力，促进药物燃烧时所产生的药力透入皮肤、腧穴以达防病治病的目的。

第二节　卫表、肺病用药

一、白芷

【药性、功效及应用】

辛，温。归肺、胃、大肠经。具有解表散寒，祛风止痛，通鼻窍，燥湿止带，消肿排脓的作用。治头痛，眉棱骨痛，齿痛，鼻渊，风湿痹痛，赤白带下，疮疡肿毒，皮肤瘙痒等。

【古籍择要】

1.《本草纲目》：“治鼻渊鼻衄，齿痛，眉棱骨痛，大肠风秘，小便出血，妇人血风眩运，翻胃吐食，解砒毒蛇伤，刀箭金疮。”

2.《药性论》：“治心腹血刺痛，除风邪，主女人血崩及呕逆，明目、止泪出，疗妇人沥血、腰腹痛，能蚀脓。”

3.《名医别录》：“主治风邪，久渴，吐呕，两胁满，风痛，头眩，目痒。”

【现代药理研究】

1. 化学成分

白芷与杭白芷的化学成分相似，主要含挥发油，并含欧前胡素、白当归素等多种香豆素类化合物，另含白芷毒素、花椒毒素、硬脂酸等。

2. 药理作用

小量白芷毒素有兴奋中枢神经、升高血压作用，并能引起流涎呕吐；大量能引起强直性痉挛，继以全身麻痹。白芷能对抗蛇毒所致的中枢神经系统抑制。白芷水煎剂对大肠杆菌、痢疾杆菌、伤寒杆菌、绿脓杆菌、变形杆菌有一定抑制作用；有解热、抗炎、镇痛、解痉、抗癌作用。异欧前胡素等成分有降压作用。呋喃香豆素类化合物为“光活性物质”，可用以治疗白癜风及银屑病。水浸剂对奥杜盎小芽孢癣菌等致病真菌有一定抑制作用。

二、白芥子

【药性、功效及应用】

辛，温。归肺、胃经。具有温肺化饮，利气散结，通络止痛的功效。治痰饮咳喘，胸胁胀满疼痛，反胃呕吐，肢体痹痛麻木，跌打肿痛等。

【古籍择要】

1.《本草纲目》:“利气豁痰，除寒暖中，散肿止痛。治喘嗽反胃，痹木脚气，筋骨腰节诸痛。”

2.《药品化义》:“白芥子……横行甚捷……通行甚锐，专开结痰，痰属热者能解，属寒者能散。痰在皮里膜外，非此不达；在四肢两胁，非此不通。若结胸证，痰涎邪热固结胸中及咳嗽失音，以此同苏子、枳实、瓜蒌、杏仁、芩、连，为解热下痰汤，诚利气宽胸神剂。”

【现代药理研究】

1. 化学成分

白芥子含芥子油苷、白芥子苷，还含有脂肪油、芥子碱、芥子酶及数种氨基酸。

2. **药理作用**

小剂量能引起反射性气管分泌增加，有恶心性祛痰作用。白芥子苷水解后的产物白芥子油有较强的刺激作用，可致皮肤充血、发泡。白芥子粉能使唾液分泌，淀粉酶活性增加，小剂量可刺激胃黏膜，增加胃液胰液的分泌，大量催吐。水浸剂对皮肤真菌有抑制作用。

3. **不良反应**

白芥子油对皮肤黏膜有刺激作用，能引起充血、灼痛，甚至发泡，内服过量可引起呕吐、腹痛、腹泻。

三、浙贝母

【药性、功效及应用】

苦，寒。归肺、心经。具有清热化痰，散结消痈的作用。治风热、痰热咳嗽，瘰疬，肺痈喉痹，乳痈疮毒。

【古籍择要】

1.《本草正》："大治肺痈、肺痿、咳喘、吐血、衄血，最降痰气，善开郁结，止疼痛，消胀满，清肝火，明耳目，除时气烦热，黄疸，淋闭，便血，溺血；解热毒，杀诸虫及疗喉痹，瘰疬，乳痈发背，一切痈疡肿毒……较之川贝母，清降之力不啻数倍。"

2.《本草纲目拾遗》："解毒利痰，开宣肺气，凡肺家挟风火有痰者宜此。"

3.《山东中草药手册》："清肺化痰，制酸，解毒。治感冒咳嗽，胃痛吐酸，痈毒肿痛。"

【现代药理研究】

1. 化学成分

本品含贝母素甲、贝母素乙、贝母辛、浙贝母酮、异浙贝母碱、浙贝母碱苷等。

2. 药理作用

浙贝母所含生物碱有明显的镇咳作用；能松弛支气管平滑肌，表现一定的平喘作用。贝母甲、乙素能镇痛、镇静。浙贝母生物碱能兴奋子宫，对离体动物心脏有抑制作用，同时具有降压作用。去氢浙贝母碱能抑制唾液分泌，可松弛肠道。

按：卫表及肺病包括感冒、咳嗽、哮喘等病。肺主气，司呼吸，开窍于鼻，外合皮毛，故六淫之邪易从口鼻、皮毛而入，首先犯肺。肺位最高，肺朝百脉，故他脏有病亦可影响到肺。若六淫之邪侵犯卫表，则发为感冒，外邪侵袭肺系或内邪干肺，则引起肺系病变，如咳嗽、哮喘等。在基础药中加白芷解表散寒、通鼻窍，以增强药火针开腠祛邪之功；白芥子温肺化饮以治痰饮咳喘；浙贝母清热化痰治痰热咳嗽。卫表、肺病证诸药与药火针基础药物混匀制成小药包，套穿在特制的银针针体上，点燃后点刺颈项部皮肤（包括风池、大椎）及手太阴经、手阳明经经脉腧穴处皮肤，腠理开放，邪气从毛孔发散而出，同时火热之力及药力通过经脉、腧穴透入皮肤，直达病所，既能迫邪外散，又能扶助正气，促进了疾病的恢复。另根据辨病辨证施治原则，邪犯卫表者可配合毫针刺列缺、合谷、大椎，以助开腠祛邪之力，内邪干肺者可配合毫针刺肺俞、风门等以助宣肺、平喘、化痰之功效。

第三节 脾胃、肝胆病用药

一、白术

【药性、功效及应用】

苦、甘，温。归脾、胃经。具有补脾益胃，燥湿和中的作用。治脾胃气虚，不思饮食，倦怠少气，虚胀，泄泻，痰饮，水肿，小便不利，湿痹，头晕自汗等。

【古籍择要】

1.《本草通玄》:“补脾胃之药，更无出其右者。土旺则能健运，故不能食者、食停滞者、有痞积者，皆用之也。土旺则能胜湿，故患痰饮者、肿满者、湿痹者，皆赖之也。土旺则清气善升而精微上奉，浊气善降而糟粕下输，故吐泻者不可缺也。”

2.《药性论》:“主大风顽痹，多年气痢，心腹胀痛，破消宿食，开胃，去痰涎，除寒热，止下泻……治水肿胀满，止呕逆，腹内冷痛，吐泻不住，及胃气虚冷痢。”

【现代药理研究】

1. 化学成分

本品含挥发油，油中主要有苍术酮、苍术醇、苍术醚、杜松脑、苍术内酯等，并含有果糖、菊糖、白术多糖，多种氨基酸及维生素 A 类成分等。

2. 药理作用

白术对肠管活动有双向调节作用，当肠管兴奋时呈抑制作用，而肠管抑制时则呈兴奋作用；有防治实验性胃溃疡的作用；有强壮作用；能促进小鼠体重增加；能明显促进小肠蛋白质的合成；能促进细胞免疫功能；有一定提升白细胞作用；还能保肝、利胆、利尿、降血糖、抗血凝、抗菌、抗肿瘤。白术挥发油有镇静作用。

二、木香

【药性、功效及应用】

辛、苦，温。归脾、胃、大肠、胆、三焦经。具有行气止痛，温中和胃的作用。治脾胃气滞，脘腹胀痛，呕吐，泄泻，泻痢里急后重，疝气疼痛等。

【古籍择要】

1.《日华子本草》："治心腹一切气，膀胱冷痛，呕逆反胃，霍乱泄泻痢疾，健脾消食，安胎。"

2.《本草求真》："下气宽中，为三焦气分要药。然三焦则又以中为要……中宽则上下皆通，是以号为三焦宣滞要剂。"

【现代药理研究】

1. 化学成分

云木香含挥发油。油中成分为紫杉烯、α-紫罗兰酮、木香烯内酯、α 及 β 木香烃、木香内酯、二氢脱氢木香内酯、木香醇、水芹烯等。有机酸成分有棕榈酸、天台乌药酸，其他还有甘氨酸、瓜氨酸等 20 种氨基酸及胆胺、木香碱等成分。

2. 药理作用

木香对胃肠道有兴奋或抑制的双向作用，能促进消化液分泌，木香单味药能通过加快胃肠蠕动促进胃排空，明显拮抗大鼠急性胃黏膜损伤，溃疡抑制率达100%；有明显的利胆作用；有松弛气管平滑肌作用；能抑制链球菌、金黄色与白色葡萄球菌的生长；有利尿及促进纤维蛋白溶解等作用。

三、柴胡

【药性、功效及应用】

苦、辛，微寒。归肝、胆、肺经。具有和解表里，疏肝解郁，升举阳气的作用。治寒热往来，胸满胁痛，口苦耳聋，头痛目眩，疟疾，久泻脱肛，月经不调，子宫下垂等。

【古籍择要】

1.《神农本草经》:“主心腹肠胃结气，饮食积聚，寒热邪气，推陈致新。”

2.《本草纲目》:“治阳气下陷，平肝、胆、三焦、包络相火，及头痛、眩晕，目昏、赤痛障翳，耳聋鸣，诸疟，及肥气寒热，妇人热入血室，经水不调，小儿痘疹余热，五疳羸热。”

3.《滇南本草》:“伤寒发汗解表要药，退六经邪热往来，痹痿，除肝家邪热、痨热，行肝经逆结之气，止左胁肝气疼痛，治妇人血热烧经，能调月经。”

【现代药理研究】

1. 化学成分

柴胡根含α-菠菜甾醇、春福寿草醇及柴胡皂苷a、c、d，另含挥发油等。狭叶柴胡根含柴胡皂苷a、c、d及挥发油、柴胡醇、春福寿草醇、α-菠菜甾醇等。

2. 药理作用

柴胡具有镇静、安定、镇痛、解热、镇咳等广泛的中枢抑制作用，柴胡及其有效成分柴胡皂苷有抗炎作用，其抗炎作用与促进肾上腺皮质系统功能等有关。柴胡皂苷又有降低血浆胆固醇作用。柴胡有较好的抗脂肪肝、抗肝损伤、利胆、降低转氨酶、兴奋肠平滑肌、抑制胃酸分泌、抗溃疡、抑制胰蛋白酶等作用。柴胡煎剂对结核杆菌有抑制作用。此外，柴胡还有抗感冒病毒、增加蛋白质生物合成、抗肿瘤、抗辐射及增强免疫功能等作用。

按：脾胃、肝胆病包括胃痛、痞满、呃逆、腹痛、泄泻、胁痛、眩晕、头痛等病。脾胃共处中焦，为表里关系。脾主运化，主升清，主统血，主肌肉四肢；胃主受纳、腐熟水谷，主通降。脾胃共同完成饮食物的消化、吸收与输布。五脏六腑、四肢百骸皆赖以所养，所以有“后天之本”之称。其病理表现主要是受纳、运化、升降、统摄功能异常。肝主疏泄，主藏血，主筋，开窍于目。胆附于肝，肝经属肝络胆，肝胆相表里。肝胆的病理表现主要是气机的疏畅、血液的贮藏调节和胆汁疏泄功能的异常。但无论是脾胃病，还是肝胆病，都与其他脏腑密切相关，临证中应根据病证选取经脉及穴位。

脾胃、肝胆病所用诸药物归脾、胃、肝、胆诸经。所用药物既具有健脾益胃、燥湿和中等作用，又具有行气止痛、温中和胃、理气化痰、解郁升阳等作用。诸药与药火针基础药混匀制成小药包，套穿在特制的银针针体上，点燃后根据病情点刺足太阴脾经、足阳明胃经、足厥阴肝经、足少阳胆经经脉及腧穴处皮肤，直达病所，促进脾胃、肝胆功能的正常运行，以达针灸与药物的协同作用。同时结合临床辨病辨证原则，根据病情可配合毫针刺中脘、天枢、足三里、阳陵泉、三阴交、太溪、太冲等穴，以助疾病的恢复。

第四节 筋伤病用药

一、葛根

【药性、功效及应用】

甘、辛，凉。归脾、胃、肺经。具有解肌退热，透疹，生津止渴，升阳止泻的作用。治伤寒、温热头痛项强，烦热消渴，泄泻，痢疾，麻疹不透，高血压，心绞痛，耳聋等。

【古籍择要】

1.《神农本草经》:“主消渴，身大热，呕吐，诸痹，起阴气，解诸毒。”

2.《名医别录》:“主治伤寒中风头痛，解肌发表出汗，开腠理，疗金疮，止痛，胁风痛。生根汁，大寒，治消渴，伤寒壮热。”

3.《药性论》:“治天行上气，呕逆，开胃下食，主解酒毒，止烦渴。熬屑治金疮，治时疾解热。”

【现代药理研究】

1. 化学成分

本品主要含黄酮类物质如大豆苷、大豆苷元、葛根素等，还有大豆素 -4,7- 二葡萄糖苷、葛根素 -7- 木糖苷、葛根醇、葛根藤素及异黄酮苷和淀粉。

2. 药理作用

葛根煎剂、醇浸剂、总黄酮、大豆苷、葛根素均能对抗垂体后叶素引起的急性心肌缺血。葛根总黄酮能扩张冠脉血管和脑血管，增加冠脉血流量和脑血流量，降低心肌耗氧量，增加氧供应。葛根能直接扩张血管，使外周阻力下降，而有明显降压作用，能较好地缓解高血压病人的“项紧”症状。葛根素能改善微循环，提高局部微血流量，抑制血小板凝集。葛根有广泛的 β－受体阻滞作用，对小鼠离体肠管有明显解痉作用，能对抗乙酰胆碱所致的肠管痉挛。葛根还具有明显解热作用，并有轻微降血糖作用。

二、没药

【药性、功效及应用】

辛、苦，平。归心、肝、脾经。具有散血祛瘀，消肿定痛的功效。治跌打损伤，疮疡痈肿，心腹诸痛，癥瘕，经闭。

【古籍择要】

1.《本草纲目》:“散血消肿，定痛生肌。”“乳香活血，没药散血，皆能止痛消肿生肌，故二药每每相兼而用。”

2.《医学衷中参西录》:“（乳香、没药）二药并用为宣通脏腑、流通经络之要药，故凡心胃、胁腹、肢体、关节诸疼痛，皆能治之。又善治女子行经腹疼，产后瘀血作疼，月事不以时下。其通气活血之力，又善治风寒湿痹，周身麻木，四肢不遂及一切疮疡肿疼，或其疮硬不疼。外用为粉以敷疮疡，能解毒、消肿、生肌、止疼。虽为开通之品，不至耗伤气血，诚良药也。”

【现代药理研究】

1. 化学成分

没药含没药树脂、树胶，少量苦味质，并含没药酸、甲酸、乙酸及氧化酶。挥发油含丁香酚、间甲基酚、蒎烯、柠檬烯、桂皮醛等。树胶水解则生成阿拉伯糖、半乳糖、木糖。

2. 药理作用

没药对离体子宫先呈短暂的兴奋，后呈抑制现象；含油脂部分具有降脂、防止动脉内膜粥样斑块形成的作用；水浸剂对多种真菌有抑制作用，挥发油能轻度抑制霉菌；有局部刺激作用，能兴奋肠蠕动。

3. 不良反应

没药对局部有较强的刺激性，未经炮制或炮制不当，可引起胸中烦闷、卧寐不安、呕吐、腹痛腹泻等。制没药的主要不良反应为过敏，表现为周身不适、面部潮红、全身皮疹、瘙痒等。因此，孕妇忌用，胃弱者慎用。如出现不良反应，应立即停药，并予抗过敏等对症处理。

三、薏苡仁

【药性、功效及应用】

甘、淡，凉。归脾、胃、肺经。具有利水渗湿，健脾，补肺，除痹，清热排脓的功效。治水肿，小便不利，脚气，肺痿，泄泻，湿痹，筋脉拘挛，肺痈，肠痈，淋浊，白带。

【古籍择要】

1.《神农本草经》："主筋急拘挛，不可屈伸，风湿痹，下气。"

2.《本草纲目》:“薏苡仁属土，阳明药也，故能健脾益胃。虚则补其母，故肺痿、肺痈用之。筋骨之病，以治阳明为本，故拘挛筋急风痹者用之。土能胜水除湿，故泄痢水肿用之。”

3.《名医别录》:“除筋骨邪气不仁，利肠胃，清水肿，令人能食。”

【现代药理研究】

1. 化学成分

本品含脂肪油、薏苡仁酯、薏苡仁内酯，薏苡多糖 A、B、C 和氨基酸、维生素 B_1 等。

2. 药理作用

薏苡仁煎剂、醇及丙酮提取物对癌细胞有明显抑制作用。薏苡仁内酯对小肠有抑制作用。其脂肪油能使血清钙、血糖量下降，并有解热、镇静、镇痛作用。

按：筋伤病包括颈部、肩部、肘部、腕部、髋部、膝部、踝部、腰部等部位因各种外力（直接或间接）或慢性劳损等所造成筋的损伤，统称为筋伤。筋伤病多因风寒湿诸邪侵袭，经络痹阻，气血瘀滞或因跌仆损伤所致。治宜温通经络，活血化瘀。在基础药中加葛根解肌退热，治头痛项强；没药散血祛瘀，消肿定痛；薏苡仁“主筋脉拘挛，不可屈伸，风湿痹，下气”。诸药与药火针基础药混匀制成小药包，套穿在特制的银针针体上，点燃后点刺病变部位皮肤及病变部位所过经脉要穴处，腠理开放，风寒湿诸邪得以发散，同时，艾火燃烧药物所产生的热力与药力通过皮肤，直达病所，能迅速温通经络，促使局部气血流通，经络通，气血畅，瘀滞消散则病自愈。

第五节　皮肤病用药

一、蜈蚣

【药性、功效及应用】

辛，温；有毒。归肝经。具有息风镇痉，攻毒散结，通络止痛之功效。治痉挛抽搐，疮疡肿毒，风癣等。

【古籍择要】

1.《神农本草经》:“啖诸蛇虫鱼毒……去三虫。”

2.《本草纲目》:“小儿惊痫风搐，脐风口噤，丹毒秃疮瘰疬……”

【现代药理研究】

1. 化学成分

本品含有两种类似蜂毒成分，即组织胺样物质及溶血性蛋白质。含有脂肪油、胆甾醇、蚁酸及组氨酸、精氨酸、亮氨酸等多种氨基酸。尚含糖类、蛋白质及铁、锌、钙、镁等多种微量元素。

2. 药理作用

蜈蚣水提液对士的宁引起的惊厥有明显的对抗作用；其水浸剂对结核杆菌及多种皮肤真菌有不同程度的抑制作用；蜈蚣煎剂能改善小鼠的微循环，延长凝血时间，降低血黏度，并有明显的抗炎、镇痛作用。

3. 不良反应

蜈蚣用量过大可引起中毒，中毒表现为恶心、呕吐、腹痛、腹泻、不省人事、心率减慢、呼吸困难、体温下降、血压下降等。出现溶血反应时，尿色呈酱油色，排黑便并出现溶血性贫血症状。出现过敏者，全身起过敏性皮疹，严重者出现过敏性休克。另有服用蜈蚣粉致肝功能损害及急性肾功能衰竭者。中毒原因：一是用量过大，二是过敏体质者出现过敏反应。故应严格掌握用量，注意体质差异，过敏体质者勿用。中毒后解救：早期催吐、洗胃；心动过缓者，可肌注阿托品等；呼吸循环衰竭者，可用中枢兴奋剂、强心及升压药。过敏者，给予抗过敏治疗。中医疗法：内服蜈蚣制剂中毒，可用茶叶适量，泡水频服；或用风尾草 120g，金银花 90g，甘草 60g，水煎服。

二、雄黄

【药性、功效及应用】

辛，温；有毒。归肝、大肠经。具有解毒，杀虫的作用。治痈肿疔疮，湿疹疥癣，虫蛇咬伤等。

【古籍择要】

1.《神农本草经》："主寒热、鼠瘘恶创，疽痔死肌……百虫毒。"

2.《日华子本草》："治疥癣，风邪癫痫，岚瘴，一切蛇虫、犬兽伤咬。"

【现代药理研究】

1. 化学成分

雄黄主要含二硫化二砷。约含砷 75%，硫 24.5%，并夹杂有少量硅、铝、铁、钙、镁等杂质。

2. 药理作用

雄黄体外对金黄色葡萄球菌有杀灭作用，提高浓度也能杀灭大肠杆菌以及抑制结核杆菌；其水浸剂（1∶2）在试管内对堇色毛癣菌等多种致病性皮肤真菌有不同程度抑制作用。雄黄可通过诱导肿瘤细胞凋亡、抑制细胞 DNA 合成、增强机体的细胞免疫功能等多种因素发挥其抗肿瘤作用，又可抗血吸虫及疟原虫。

3. 不良反应

雄黄含砷而有较大毒性，不可多服久服，外用也应注意以免经皮肤黏膜吸收积蓄中毒。雄黄煅烧后易生成毒性更大的三氧化二砷，故忌火煅。内服一般入丸散剂而不入汤剂。

按：目前临床观察的皮肤病包括蛇串疮、湿疮、牛皮癣等病。病变部位在皮肤，因疾病不同，临床表现各异，如蛇串疮为皮肤上出现成簇水疱，呈带状分布，痛如火燎，多因情志内伤，肝经郁热，脾失健运，湿热内蕴，外溢肌肤或感染毒邪，湿热火毒蕴结肌肤而成。治宜引热外达，泻火解毒，或温经通络，散瘀止痛。在基础药中加蜈蚣攻毒散结，通络止痛；雄黄解毒，杀虫。二药与药火针中基础药混匀应用加强了药火针以热引热，泻火解毒之功。用药火针点刺病变部位皮肤，强开其门，早期可使湿热浊毒之邪外出，以热引热，泄火解毒，使水疱迅速干瘪结痂，疼痛消失。若病程迁延，正虚邪恋，药火针又能温通经络，行气活血，从而达到“通则不痛”，疼痛得以改善或消失。

第六节　头面病用药

一、全蝎

【药性、功效及应用】

辛，平；有毒。归肝经。具有息风镇痉，攻毒散结，通络止痛的作用。治痉挛抽搐，疮疡肿毒，风湿顽痹，顽固性偏正头痛等。

【古籍择要】

1.《开宝本草》："疗诸风瘾疹及中风半身不遂，口眼㖞斜，语涩，手足抽掣。"

2.《本草从新》："治诸风眩掉，惊痫搐掣，口眼㖞斜……厥阴风木之病。"

【现代药理研究】

1. 化学成分

本品含蝎毒，一种类似蛇毒神经毒的蛋白质。并含三甲胺、甜菜碱、牛磺酸、棕榈酸、软硬脂酸、胆甾醇、卵磷脂及铵盐等。尚含钠、钾、钙、镁、铁、铜、锌、锰等微量元素。现研究最多的有镇痛活性最强的蝎毒素Ⅲ、抗癫痫肽（AEP）等。

2. 药理作用

东亚钳蝎毒和从粗毒中纯化得到的抗癫痫肽有明显的抗癫痫作用；全蝎对士的宁、烟碱、戊四氮等引起的惊厥有对抗作用；全蝎提取液有抑制动物血栓形成和抗凝作用；蝎身及蝎尾制剂对动物躯体痛或内脏痛均有明显镇痛作用蝎尾镇痛作用比蝎身强约 5 倍；全蝎水、醇提取物分别对人体肝癌及结肠癌细胞有抑制作用。

3. 不良反应

全蝎用量过大可致头痛、头昏、血压升高、心悸、烦躁不安；严重者血压突然下降、呼吸困难、发绀、昏迷，最后多因呼吸麻痹而死亡。过敏者可出现全身性红色皮疹或风团，可伴发热等。此外，还可引起蛋白尿、神经中毒，表现为面部咬肌强制性痉挛以及全身剥脱性皮炎等。中毒的主要原因：一是用量过大，二是过敏体质者出现过敏反应。故需严格掌握用量，过敏体质者忌用。中毒救治：蝎毒中毒出现全身症状者，静滴 10% 葡萄糖酸钙 10mL；10% 水合氯醛保留灌肠；肌注阿托品 1 ～ 2mg；静滴可的松 100mL，同时注入抗组织胺药物，防治低血压、肺水肿；亦可注入抗蝎毒血清，可迅速缓解中毒症状。中医疗法：金银花 30g，半边莲 9g，土茯苓、绿豆各 15g，甘草 9g，水煎服。

二、僵蚕

【药性、功效及应用】

咸、辛，平。归肝、肺、胃经。具有息风止痉，祛风止痛，化痰散结的作用。治惊痫抽搐，风中经络，口眼㖞斜，风热头痛，目赤，咽痛，风疹瘙痒，瘰核，瘰疬等。

【古籍择要】

1.《神农本草经》:“主小儿惊痫夜啼，去三虫，灭黑皯，令人面色好，男子阴疡病。”

2.《本草纲目》:“散风痰结核瘰疬，头风，风虫齿痛，皮肤风疹，丹毒作痒……一切金疮，疔肿风痔。”

【现代药理研究】

1. **化学成分**

本品主要含蛋白质及脂肪。尚含多种氨基酸以及铁、锌、铜、锰、铬等微量元素。僵蚕体表的白粉中含草酸铵。

2. **药理作用**

僵蚕醇水浸出液对小鼠、家兔均有催眠、抗惊厥作用；其提取液在体内、外均有较强的抗凝作用；僵蚕粉有较好的降血糖作用；体外实验，对金黄色葡萄球菌、绿脓杆菌有轻度的抑菌作用，其醇提取物体外可抑制人体肝癌细胞的呼吸，可用于直肠瘤型息肉的治疗。

3. **不良反应**

僵蚕内服可致过敏反应，如痤疮样皮疹及过敏性皮疹，停药后均能消失。少数患者有口眼干燥、恶心、食欲减少、困倦等反应。由于僵蚕有抗凝作用，故凡血小板减少、凝血机制障碍及出血倾向患者应慎用。僵蚕、僵蛹均含草酸铵，进入体内可分解产生氨，故肝性昏迷患者慎用。

按： 头面病包括面瘫、面痛、面瞤等疾病，面部疾病的发生多因正气不足，情志不畅，阳明火盛等，复感风寒诸邪，邪气客于头面部所致。治宜驱风散邪，通络止痛。僵蚕、全蝎均有息风止痉、通络止痛之功，二药与药火针中基础药物混合应用，增强了祛风散邪、通络止痛、息风止痉之功，促进了面部疾病的恢复。

第七节 妇科病用药

一、川芎

【药性、功效及应用】

辛，温。归肝、胆、心包经。具有行气开郁，祛风燥湿，活血止痛的作用。治风冷头痛眩晕，胁痛腹疼，寒痹筋挛，经闭，难产，产后瘀阻腹痛，痈疽疮疡。

【古籍择要】

1.《神农本草经》:“主中风入脑，头痛，寒痹，筋挛缓急，金疮，妇人血闭，无子。”

2.《本草汇言》:“芎䓖，上行头目，下调经水，中开郁结，血中气药……尝为当归所使，非第治血有功，而治气亦神验也……味辛性阳，气善走窜而无阴凝黏滞之态，虽入血分，又能去一切风，调一切气。”

【现代药理研究】

1. 化学成分

本品含生物碱（如川芎嗪）、挥发油（主要为藁本内酯、香烩烯等）、酚类物质（如阿魏酸）、内脂素以及维生素 A、叶酸、蔗糖、甾醇、脂肪油等。

2. 药理作用

川芎嗪能扩张冠状动脉，增加冠状动脉血流量，改善心肌的血氧供应，并降低心肌的耗氧量；川芎嗪可扩张脑血管，降低血管阻力，显著增加脑及肢体血流量，改善微循环；能降低血小板表面活性，抑制血小板凝集，预防血栓的形成；所含阿魏酸的中性成分小剂量促进、大剂量抑制子宫平滑肌；水煎剂对动物中枢神经系统有镇静作用，并有明显而持久的降压作用；可加速骨折局部血肿的吸收，促进骨痂形成；有抗生素E缺乏作用；能抑制多种杆菌；有抗组织胺和利胆作用。

二、香附

【药性、功效及应用】

辛、微苦、微甘，平。归肝、脾、三焦经。具有疏肝解郁，调经止痛，理气调中的作用。治胁痛，腹痛，月经不调，痛经，乳房胀痛等。

【古籍择要】

1.《本草纲目》:“利三焦，解六郁，消饮食积聚，痰饮痞满，胕肿腹胀，脚气，止心腹、肢体、头目、齿耳诸痛……妇人崩漏带下，月候不调，胎前产后百病”，“乃气病之总司，女科之主帅也。”

2.《本草求真》:“此专属开郁散气，与木香行气貌同实异。木香气味苦劣，故通气甚捷，此则苦而不甚，故解郁居多，且性和于木香，故可加减出入以为行气通剂，否则宜此而不宜彼耳。”

【现代药理研究】

1. 化学成分

本品含挥发油。油中主要成分为β－蒎烯、香附子烯、α－香附酮、β－香附酮、广藿香酮、α－莎香醇、β－莎草醇、柠檬烯等。此外尚含生物碱、黄酮类及三萜类等。

2. 药理作用

5% 香附浸膏对实验动物离体子宫均有抑制作用，能降低其收缩力和张力；其挥发油有轻度雌激素样作用；香附水煎剂可明显增加胆汁流量，并对肝细胞功能有保护作用；其水煎剂有降低肠管紧张素和拮抗乙酰胆碱的作用；其总生物碱、苷类、黄酮类及酚类化合物的水溶液有强心、减慢心率及降低血压的作用；香附油对金黄色葡糖球菌有抑制作用，其提取物对某些真菌有抑制作用。

按：妇科病包括妇人腹痛、痛经等疾病。上述疾病的发生多因气血不足，冲任虚衰，胞脉失养，或气滞血瘀，冲任阻滞，胞脉失畅所致。川芎行气开郁，祛风燥湿，活血止痛；香附疏肝解郁，调经止痛，理气调中。川芎、香附均为妇科之要药，可治多种妇科疾病。在基础药中加川芎、香附可增强药火针行气化瘀、通络止痛之功。

第四章 药火针疗法的特色与优势

第一节 针、药、灸并用

李氏药火针疗法，是民间医师李明彦老先生在总结《黄帝内经》中“燔针”“焠刺”即“火针疗法”治疗痹证、寒证、经筋病、骨病以及雷火神针治疗风寒湿痹、筋骨隐痛等的基础上，根据经络学说皮部理论，创造性地将“火针”与“雷火神针”结合在一起，形成了将针的功效、药的功效、灸的功效融为一体的针、药、灸并用法。

火针疗法是将特制的针具用火烧红后，采用一定的手法，瞬间刺入人体的腧穴或特定部位，并快速退出而达到治疗疾病的目的的一种针刺方法。该疗法具有针刺和艾灸的双重作用。但其缺点是疼痛较重，部分患者难以接受，操作后若针孔护理不当容易感染。雷火神针是将点燃的含有药物的艾条直接隔若干层布按压在患处施灸，是一种特殊的药艾灸疗法。该疗法具有艾灸与药物的双重作用，但用雷火神针疗法治疗时消耗时间较长，对于工作时间紧迫的患者不易实施。药火针疗法是将特制银针针体上的小药包点燃至针热，待火焰稳定后点刺所患病变部位皮肤及其经脉要穴处的一种独特针法，该疗法同时具有针刺、药物、艾灸的三重功效，操作简便，痛苦小，见效快，无副作用，在短时间内即能操作完毕，患者容易接受。

针药灸并用法创立之初，主要在民间为贫苦百姓治疗肢体冰凉疼痛麻木，即风寒湿痹。《素问·至真要大论》云："夫百病之生也，皆生于风寒暑湿燥火，以之化之变也。"该论又云："湿淫所胜，平以苦热……寒淫所胜，平以辛热。"药火针小药包中的干姜，辛苦而热，对痹证的寒邪有温化作用，艾叶苦热，艾火有通经脉疗百病的效能，作用于痹证的气血凝涩不行；苍术燥湿祛风，作用于痹证湿风之邪。形成痹证的风寒湿三气，风从寒则为寒风，从湿则为湿风，从寒湿则为寒湿之风，皆为阴邪，必须阳和方可以解之。而用以火者，火性燥而热，纯阳，用以除寒湿之阴邪最宜。《灵枢·根结》云："用针之要，在于知调阴与阳，调阴与阳，精气乃光，合形与气，使神内藏。"药火针之阳，对痹证之阴邪，恰好达到了阴病治之以阳的原则。针刺、药物、艾灸三者的功效融为一体，提高了临床疗效。打破了传统治疗中的单一针刺、药物、艾灸的局限性，又体现了辨证施治的原则。

第二节　注重阳气，倡导温通

阳气是构成人体和维持人体生命活动的最基本物质。阳气旺则阴寒不凝，水饮不生，血气流通，万病不生。

李明彦老先生认为痹证为风寒湿三气杂至而致。形成痹证的风寒湿三气，风从寒则为寒风，从湿则为湿风，从寒湿则为寒湿之风，皆为阴邪。阴邪致病，易伤阳气，阳气受损，经脉气血失于温煦，经脉痹阻，气血凝涩不畅，故治当以温通为主，因寒湿可从热而解，温热可以通经络。火性燥而热，属纯阳，药火针之阳，加之燃烧药物产生的热力与药力，通过皮部直接激发人体经气，鼓舞气血运行，温壮脏腑阳气，阳气充沛，脏腑功能得以正常运转，则经络通，气血畅。经络气血通畅，则病邪自然消除。

一、注重阳气的理论依据

《素问·生气通天论》曰："阳气者，若天与日，失其所，则折寿而不彰。"此以比类取象的方法，以太阳在天体运行中的重要地位作比拟，强调阳气为生命的根本。明代医家张介宾深得经旨奥义。他在《类经·疾病类》说："天之阳气，惟日为本，天无此日，则昼夜无分，四时失序，万物不彰矣。其在于人，则自表自里，自上自下，亦惟此阳气而已。人而无阳，犹天之无日，欲保天年，其可得乎？《内经》一百六十二篇，天人大义，此其最要者也，不可不详察之。"并以此为根据，结合其本人的体验撰写了著名的《大宝论》。他说："阳化气，阴成形。是形本属阴，而凡通体之温者，阳气也；一生之活者，阳气也；五官五脏之神明不测者，阳气也；及其既死，则身冷如冰，灵觉尽灭，形固存而气则去，此以阳脱在前，而阴留在后"，"天之大宝，只此一丸红日，人之大宝只此一息真阳。"由此可见阳气对人体的重要性。阳气在人体生命活动过程中发挥了关键的作用，是人体生命活动的原动力。阳气散布于全身各脏腑、经络等组织器官之中，无处不到，时刻发挥着防御、温煦、推动等功能。这也是药火针注重阳气的理论依据。

二、阳气的生理功能

人体阳气在维持生命机能活动中扮演了重要的角色，阳气生理功能正常运行，方可尽天寿之年，如同自然界的太阳和火，具有温煦、推动之功。阳气的生理功能分述如下：

1. 防御功能

阳气的防御功能是指阳气有固护肌表，抗御外邪之功能。一方面可以抵御外邪的入侵，另一方面可以驱邪外出。如《素问·生气通天论》云："阳因而上，卫外者也。"该文说明阳气具有固护肌表，防御外邪的功能。若阳气充足，抵御外邪功能正常，邪气不易侵入人体，或虽有侵入，但不易发病，即使发病，也易于治愈，正如《素问·刺法论》所述："正气存内，邪不可干。"若阳气不足，抵御外邪功能减弱，风、寒、暑、湿诸邪乘虚侵入人体而发病，正如《素问·评热病论》所说："邪之所凑，其气必虚。"阳气驱邪外出的功能，还体现在疾病转归过程中，能促使疾病尽快康复。人体发生疾病后，阳气（正气）与病邪抗争，若阳气尚足，驱邪能力尚强，疾病易于恢复，病程短，愈后良；若阳气偏弱，驱邪能力较差，疾病难于恢复，病程长，愈后差。

2. 温煦功能

阳气通过运动变化产生热量，温煦人体。即阳气是人体热量的来源，依靠阳气的温煦来维持相应的体温，各脏腑、经络等组织器官，也要在阳气的温煦下才能进行正常的生理活动，血和津液等液态物质，需要有相应的体温，才能确保正常的循环运行，故有“血得温而行，遇寒而凝”之说。若阳气不足，温煦功能失常，便可出现畏寒喜热，四肢不温，体温低下，血和津液运行迟缓等寒象。

3. 推动功能

阳气能促进人体的生长、发育，激发和推动各脏腑、经络等组织器官的生理活动；能推动血液的生成、运行，以及津液的生成、输布和排泄等。如气行则血行，气行则水行，所以人体的血液运行和水液代谢均赖阳气的推动而完成。如血凭借阳气的推动，才能沿着脉道流行不止，环周不休；津液凭借阳气的推动才能在全身得以布散。若阳气虚弱，推动无力，脉中之血会运行迟滞或瘀阻，津液不能输布而化为痰湿水肿等。

4. 固摄功能

固摄作用主要是阳气对血、津液等液态物质具有固护统摄和控制，防止其无故流失。若阳气的固摄作用减弱，则会出现血、津液等液态物质大量流失而引起疾病的发生。如气不摄血，可出现各种出血；气不摄津，可出现自汗、小便失禁、泄泻等。气的固摄作用与推动作用是相反相成的。这两个方面的相互协调，维持着人体血液的正常循行和水液代谢的正常。

5. 气化作用

气化是指通过气的运动而产生的各种变化。人体的精、气、血、津液各自的新陈代谢及相互转化均赖于气的气化作用。如气、血津液的生成，需要将饮食物转化成水谷精气，然后再化生成气、血、津液等；津液经过代谢，转化成汗液、尿液，饮食物经过消化吸收，其残渣转化成糟粕等，都是气化作用的具体表现。人体的气化运动存在于生命过程的始终，是生命活动的基本方式，因此，没有气化活动就没有生命过程。若阳气不足，气化功能失常，则发生各种代谢异常的病变。

6. 营养作用

阳气分布于人体全身各脏腑组织器官中，为其提供必需的营养物质。具有营养作用的气一部分源于食物所化生的水谷精气，尤其是其中的营气，如《灵枢·邪客》云："营气者，泌其津液，注之于脉，化以为血，以荣四末，内注五脏六腑"，指出了水谷精气中的营气与津液，在脏腑的气化作用下化为赤色的、具有营养作用的血液，滋养全身各组织器官。另一部分是经肺吸入的自然界新鲜空气。在阳气不足，营养作用减退时，各脏腑组织器官失养，机能减弱而发生病变。

由于阳气具有上述功能，对人体的生命活动起着重要的作用，阳气不足可发生一系列病变。火性燥而热，属纯阳，能温壮阳气。而药火针将针、药、灸的功效融为一体，借助艾火之力及艾火燃烧药物时产生的热力与药力，通过皮部直接激发经气，温壮脏腑阳气之力更强，阳气充沛，则防御、温煦、推动、固摄、气化、营养等功能得以恢复，诸疾便愈。

三、倡导温通

1. 温通经络

经络是运行气血的通路，具有沟通机体表里上下，调节脏腑组织功能活动的作用。若风、寒、湿诸邪侵袭人体，闭阻经络，经络不通，则气血运行不畅，就会引起各种病变。正如《素问·举痛论》云："经脉流行不止，环周不休，寒气入经而稽迟……客于脉中则气不通，故卒然而痛。"人身经脉中的气血，是周流全身，循环不息的，一旦寒气侵入经脉，经血就会凝滞不通，脉气不畅通，就会突然作痛，即“不通则痛”。

药火针中基础药由艾叶、干姜、菜子油等组成。艾叶辛热，具有理气血，逐寒湿，温经的作用。《本草纲目》:“艾叶，生则微苦太辛，熟则微辛太苦，生温熟热，纯阳也。可以取太阳真火，可以回垂绝元阳……灸之则透诸经，而治百种病邪，起沉疴之人为康泰，其功亦大矣。”干姜辛热，具有温中逐寒，回阳通脉，温肺化饮的作用。张元素言:“干姜其用有四：通心阳，一也；去脏腑沉寒痼冷，二也；发诸经之寒气，三也；治感寒腹痛，四也。”

药火针是“火针”的改良、“雷火神针”的创新发展，是集针、药、灸功效为一体的一种独特针法，具有火针与雷火神针的双重功效。火针与雷火神针均有温通经络的作用，所以药火针温通经络之力更强。用药火针点刺病患部位皮肤及经脉要穴处，由皮肤、经脉、腧穴将火热之力及药物燃烧时所产生的药气直接导入人体，直达病所，能迅速温通经络，促进气血运行。经络通畅，则气血运行流通而痛止，即“通则不痛”。

2. 温阳扶正

任何疾病的发生都与人体的正气息息相关。中医学认为，正气充足，卫外固密，病邪难于侵犯人体，人便不生病，或虽有邪气侵犯，正气亦能抗邪外出而免于疾病的发生，所以《素问·刺法论》云:“正气存内，邪不可干”。若人体正气相对虚弱，卫外不固时，邪气方能乘虚而入导致疾病的发生，如《素问·评热病论》云:“邪之所凑，其气必虚。”

药火针是集针、药、灸的功效为一体的一种独特的针法，火性燥而热，属纯阳，药火针之阳，加之燃烧药物产生的热力与药力，通过点刺患部皮肤、经脉、腧穴，热力与药力通过皮部、经脉、腧穴直接激发经气，鼓舞气血运行，温壮脏腑阳气，脏腑功能得以正常运转，同时药火针中所配的药物亦有温阳扶正的作用，所以，药火针可以借助火热之力、药物燃烧时产生的药力及针刺的作用，共奏温阳扶正之功。

第三节 开腠祛邪

腠理即皮肤纹理，又称“皮腠”。腠理是渗泄体液，流通气血的门户，有抵御外邪的功能。腠理的疏密影响着汗孔的开合和汗液的排泄，正常情况下，卫气充盈于腠理之中，控制和调节腠理的开合。《灵枢·本脏》云：“卫气和则分肉解利，皮肤调柔，腠理致密矣。”腠理致密，则六淫之邪不易侵袭；腠理不固，则外邪入侵而发病。反之，人体有病，通过刺激皮部，腠理渐开，亦能使邪外出。皮部是经络系统在皮肤上的分部，有广义与狭义之分：广义的皮部是指人体暴露于外面的最浅部分，即皮肤；狭义的皮部，即十二皮部。

《素问·皮部论》云：“欲知皮部，以经脉为纪者，诸经皆然”，“皮者，脉之部也。”“十二皮部”是脏腑所属的十二经脉在皮表的粗线条投影区，也是十二经脉在皮肤的分区和十二经脉之气的散发所在，居于人体最外层，与经络及脏腑气血相通，是机体的卫外屏障，起着保卫机体、抗御外邪和反映病证的作用。另一方面，在治疗上如果给予皮部一定刺激，也能通过经络的感应传导作用，起到调节脏腑机能和治疗疾病的目的。由此可见，皮部与内在脏器的关系十分密切。由于“邪风之至，疾如风雨，故善治者治皮毛，其次治肌肤……”，因此，病从皮部治之，此乃治病之要道。通过刺激皮部，腠理开放，使邪外散。

一、祛除风寒湿诸邪

药火针通过加热的针尖点刺患部皮肤及经脉要穴处，腠理开放，不但风寒湿邪可从毛孔发散而出，而且痰浊、瘀血和水湿等有形之邪亦可从毛孔排出体外，即所谓“开门驱邪”。同时艾火燃烧药物所产生的热力与药力，通过患部皮肤、腧穴、经脉直接激发人体内经气，鼓舞气血运行，温壮脏腑阳气，脏腑功能正常，阳气充沛，逼迫风寒湿诸邪从腠理发散而出。正如《灵枢·刺节真邪》所言的“为开道乎辟门户，使邪得出，病乃已”。

二、祛除热毒之邪

火性燥而热，属纯阳，一般认为只适用于发散风寒湿诸邪，不适用于发散热毒之邪。但《素问·六元正纪大论》曰：“火郁发之”，即被郁之热可用热气引之，以热引热，使热毒之邪外出。药火针通过点刺患部皮肤，借助其火热之力及药力强开腠理，使热毒之邪外泄体外，以达“火郁发之”之效。《理瀹骈文》中说：“若夫热症亦可以用热者，一则得热则行也，一则以热行热，使热外出也……”

第四节 行气化瘀

气和血是构成人体和维持人体生命活动的基本物质，气为阳，血为阴，阴阳互根，气血相互滋生，相互依存。气对血有温煦、推动作用，血对气有濡养和运载的功能。在病理上也相互影响，若病久体虚，劳倦过度耗气或禀赋不足等导致气虚，气虚推动无力，血行不畅而致血瘀；或因情志不畅，气机郁滞，血行不畅亦可导致血瘀；或因感寒，脉络瘀阻；或因闪挫外伤等，均可引起气滞血瘀。药火针中艾火有通行血脉的功效，如《灵枢·刺节真邪》云："火气已通，血脉乃行。"气血凝涩不畅，非火调治别无良法，如《灵枢·刺节真邪》又云："脉中之血，凝而留止，弗之火调，弗能取之。"药火针中药物又具有行气、活血、化瘀之功能。药火针借助艾火之力及艾火燃烧药物时产生的药力，通过皮部直接激发经气，温壮脏腑阳气，鼓舞气血运行。气行则血行，气血通畅则瘀血自散，从而达到行气化瘀的功效。这也符合了《素问·至真要大论》所论的"谨守病机，各司其属……疏其血气，令其调达，而致和平"。

第五节 辨病制药，多法并举

药火针是火针的改良，雷火神针的创新发展，具有针、药、灸的共同作用。其治疗准则既遵循辨证与辨经结合、辨证与辨病结合、调神与调气并重的原则，同时又遵循辨病制药原则。临床中，根据疾病及病变部位的不同，在基础药中增加不同的药物以增强药火针的疗效。

如治疗卫表、肺病，在基础药中加白芷、白芥子、浙贝母等药物。白芷解表散寒，祛风止痛，通鼻窍，治外感头痛，鼻塞等症；白芥子温肺化饮以治痰饮咳喘；浙贝母清热化痰治痰热咳嗽。诸药合用以增强药火针开腠祛邪之功。亦可辨证配合中药内服以促进疾病的恢复。

治疗颈椎病在基础药中可加葛根、没药等药，葛根发表解肌，治项背强痛；没药行气活血，消肿止痛。用药火针点刺颈项部皮肤，腠理渐开，邪气外散，同时艾火燃烧药物时所产生的药力及热力直达病所，迅速温通经络，经络通则气血运行通畅，以达“通则不痛”。同时也可配合活血化瘀、通经活络的中药（如当归、丹参、没药、乳香、葛根、鸡血藤等药）湿热敷颈部，促进颈部经络气血通畅；或配合补肾强筋骨、祛风除湿散寒的中药口服；或配合毫针刺后溪、列缺、曲池等穴，多法并举，以促使疾病尽快康复。

如治髋、膝关节滑膜炎，在基础药中加生薏仁、没药等药物，生薏仁渗湿除痹，能舒筋脉，缓和拘挛，正如《神农本草经》：“主筋脉拘挛，不可屈伸，风湿痹，下气。”用药火针点刺髋部或膝部皮肤，腠理开放，邪气外散，同时艾火燃烧药物所产生的热力与药力通过皮肤透入，直达病所，迅速温通经络以达行气化瘀之功，加之药物又具有利水渗湿除痹，行气活血、消肿止痛之作用，增强了药火针温通经络，行气化瘀之功。同时也可以配合中药湿热敷或毫针刺等法，多法并举，促进疾病的恢复。

第五章　药火针疗法的作用机理

第一节　经络感传学说

经络感传学说是以中医经络学说为依据，其核心就是经络学说中的“十二皮部”。经络有感应刺激、传导信息的作用。当人体的某一部位受到刺激时，这个刺激就可沿着经脉传入人体内有关脏腑，使其发生相应的生理或病理变化。而这些变化，又可通过经络反映于体表。药火针治病的关键是点刺所患病变皮肤及经脉要穴处，即“十二皮部”，通过点刺“十二皮部”以达到治病的目的。因为“十二皮部”是脏腑所属的十二经脉在皮表的粗线条投影区，也是十二经脉在皮肤的分区和十二经脉之气的散发所在。《素问·皮部论》云：“欲知皮部以经脉为纪者，诸经皆然……凡十二经络脉者，皮之部也。是故百病之始生也，必先于皮毛，邪中之则腠理开，开则入客于络脉，留而不去，传入于经，留而不去，传入于腑，廪于胃肠。邪之始入于皮也……故皮者有分部，不与而生大病也。”说明百病之始生，必先于皮毛，而从皮部治之，此乃治病之要道也。皮肤有局部和整体的调节作用，同时也有保护机体、抗御外邪的作用。又“十二皮部”皆全身之表皮也，由十二经脉分辖所主，是十二经脉在皮部的分区，因此，治疗亦以十二经脉循行分布区域之所定。皮肤还可以通过经络内联脏腑，疾病既可以通过皮肤经络由皮入里，也可由里出表。病由某经脉之始生，必由所在皮部以定治。因此，药火针通过加热的针尖点刺患部皮肤、腧穴、经脉处，针感、火热之力及药气随着刺激部位的不同而驱动和促使相应区域的经脉之气循行，使针感、火热之力及药力传至希望达到的脏腑、筋肉、关节等人体特定部位，从而获得定向性调节经络气血以及内脏功能等的治疗作用，以治病防病。同时，经络学说中的气街理论也为药火针疗法防病治病提供了理论依据。气街是经气聚集运行的共同通路。《灵枢·卫气》云："胸气有街，腹气有街，头气有街，胫气有街。"《灵枢·动输》又云："四街者，气之径路也。"说明了头部、胸部、腹部（包括背部）与胫部有经脉之气聚集循行的共同通道。所以点刺各部之皮部区域部都与气街理论密切相关，因此该疗法具有较好的治疗作用。

第二节　现代研究

药火针的作用机理研究目前尚未开展，目前仅应用于临床治疗，通过临床观察，药火针疗效确切、见效快。但药火针是"火针"的改良，是"雷火神针"的创新发展，所以，药火针具有火针的作用机理及雷火神针的作用机理。

一、火针的作用机理

周建英等总结现代有关临床研究报道，以火针刺激病位及反射点，能迅速消除或改善局部组织水肿、充血、渗出、粘连、钙化、挛缩、缺血等病理变化，从而加快循环、旺盛代谢，使受损组织和神经重新恢复。火针点刺具有消坚散肿、促进慢性炎症吸收作用，可将病变组织破坏，激发自身对坏死组织的吸收。火针携高温直达病所，针体周围微小范围内病变瘢痕组织被灼至炭化，粘连板滞的组织得到疏通松解，局部血液循环状态随之改善。通过多次散刺及每次治疗后一段时间的休整，机体对灼伤组织充分吸收、新陈代谢，条索状筋结物逐渐缩小直至消失。经火针治疗前后的红外热像图观察表明，火针治疗后，病变部位的平均温度升高，局部血液循环改善和局部组织代谢加强，这种反应有利于炎症等病理反应的消失和肌肉皮肤等正常组织的营养。张晓霞等认为火针对机体的轻度灼伤会使机体产生一系列应激反应，其结果包括使血液中抗体增强，改善针刺周围组织血液循环和新陈代谢，同时可促进白细胞的渗出并提高其吞噬机能，进而帮助炎症的消退，并使炎症局限化，不致蔓延到全身各处。李晖等报道火针治疗可以降低类风湿关节炎模型大鼠的关节肿胀度，使血清皮质醇升高、IL-1β 降低。

综上所述，现代研究表明，火针具有改善血液循环、提高新陈代谢、促进组织修复、促进血管再生、调节血浆渗透压、降低神经兴奋性、促进神经修复与神经保护、抗炎消肿等作用。药火针是火针的改良，故以此推测药火针也应该具有上述作用机制，具体作用机理有待于进一步研究。

二、雷火神针的作用机理

雷火神针实质上是一种药艾灸法，只是和艾灸法相比较又多了药物的作用。所以雷火神针具有艾灸的作用机理。

（一）局部刺激作用

艾灸是燃烧的艾火通过刺激特定部位以达到防病治病为目的的治疗方法，其机制与艾火的局部刺激有关。艾灸的这种温热刺激，可以使局部毛细血管扩张，增强局部的血液循环与淋巴循环，缓解和消除平滑肌痉挛；可使局部的皮肤组织代谢能力加强，促进炎症、瘢痕、浮肿、粘连、渗出物、血肿等病理产物消散吸收；通过温热刺激，还可引起大脑皮层抑制的扩散，降低神经系统的兴奋性，发挥镇静、镇痛作用，同时温热作用还能促进药物的吸收。

（二）经络调节作用

经络学说是灸疗学的理论基础。《灵枢·海论》言："十二经脉者，内属于脏腑，外络于肢节"，说明了经络具有联络脏腑和肢体的作用。现代研究发现，经络腧穴具有三大特点：一是经络腧穴对药物具有外敏性，即同样艾灸方法选择特定的腧穴与一般的体表点，其作用是明显不同的；二是经络腧穴对药物作用具有放大性，即经络是多层次、多功能、多形态的调控系统，在穴位上施灸时会影响多层次的生理功能，产生相互激发、相互协同、作用迭加的结果，导致了生理上的放大效应；三是经络腧穴具有对药物进行储存的性能，药物的理化作用可较长时间停留在腧穴或释放到全身，产生整体调节作用，使疾病得以治愈。

（三）调节免疫功能的作用

现代研究结果表明，艾灸疗法对免疫功能具有双向调节的作用特性，即低者可以使之升高，高者可以使之降低。艾灸疗法的治疗作用是通过调节人体免疫功能实现的。

实验证实艾灸可增高白细胞的数量及平均迁徙速度，增强白细胞进攻金黄色葡萄球菌的能力，对血清调理素有较大影响，能够激活 ACTH，还可增加血液中可的松水平。白细胞可产生白细胞增多——发热因子，激活产生抗体细胞，并加快白细胞向病变区移动速度。艾灸疗法可通过增强外周循环而促进免疫细胞的再循环及向淋巴组织内的移动，对局部免疫应答的诱导具有增强作用，可增强巨噬细胞的吞噬功能。

（四）药物本身的药理作用

雷火神针配方在大量艾叶中添加了药物，所以该疗法既有灸疗的作用，又有药物的作用。现代医学认为，由于真皮有血管丰富的结缔组织，有利于药物的转运吸收，所以一般药物如能通过表皮，都容易从真皮吸收。艾灸疗法中所用的药物大多为辛香之品，含有较多挥发油和辛辣素，这些药物能够对表皮细胞产生刺激，造成炎性损伤，提高细胞膜的通透性，有利于药物的吸收，使艾灸疗法充分发挥其药物本身的药理作用。

现代研究还认为，艾叶燃烧后可生成一种具有抗氧化、清除自由基作用的物质。施灸可致局部皮肤中过氧化脂质显著减少，此作用是艾的燃烧生成物所致。艾的燃烧不仅没有破坏其有效药物成分，反而使之有所增强。艾燃烧生成物中的抗氧化物质附着在穴位处皮肤上，是通过灸热渗透进入体内而起作用的。

（五）综合作用

艾灸疗法作用于人体所产生的是每种因素相互影响、相互补充、共同发挥的整体治疗作用。艾燃烧时，在产生温热刺激及光辐射的同时，也使艾燃烧生成物得以生成。其中，艾燃烧产生的温热刺激是作用最为确切及最主要的因素。温热有利于人体对药物的吸收，故可使艾灸的药性作用、艾燃烧生成物对人体的效应及其类芳香疗法作用得到更好的发挥。灸疗的作用部位为经络腧穴，艾灸自身的作用、经络腧穴的作用、艾灸作用于经络腧穴的途径等可有机地结合形成一种综合性功用。以上便是艾灸诸因素间的综合作用。

雷火神针的实质是一种特殊药艾灸疗法，既有艾灸的作用，又有药物的作用。药火针是“雷火神针”的创新发展，因而可推测药火针应该具有上述雷火神针的作用机制，具体作用机理有待进一步研究。

中篇

常见病证药火针疗法

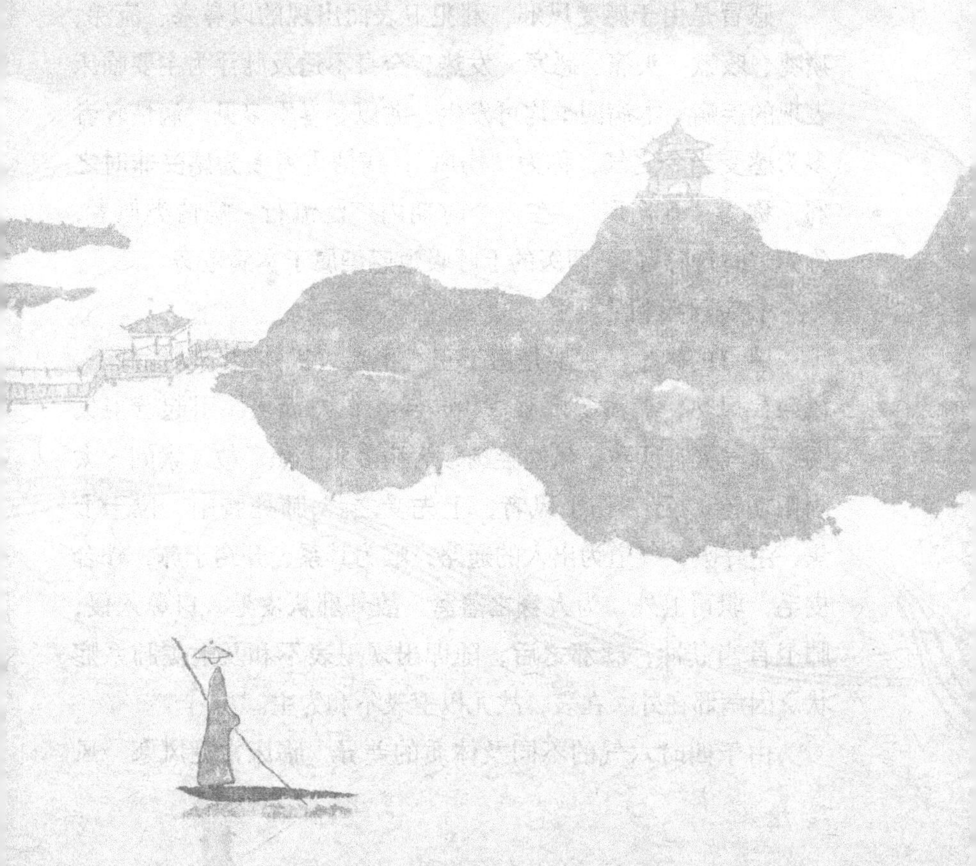

第六章 内科疾病

第一节 感冒

感冒是由于感受风邪，邪犯卫表而出现的以鼻塞、流涕、喷嚏、咳嗽、头痛、恶寒、发热、全身不适及脉浮为主要临床表现的疾病。本病四季均可发生，尤以冬春季多见。病情轻者多为感受当令之气，称为“伤风”；病情重者多为感受非时之邪，称为“重伤风”。在一个时期内广泛流行、病情类似者，称为“时行感冒”。西医的上呼吸道感染属于本病范畴。

【病因病机】

感冒的发生，主要是由于正气不足，机体卫外功能低下，风寒、风热、暑湿等邪乘虚由皮毛、口鼻而入，引起营卫失调、肺气失宣所致。风性轻扬，为病多犯上焦。故《素问·太阴阳明论》云：“伤于风者，上先受之。”肺处胸中，位于上焦，主呼吸，气道为出入的通路，喉为其系，开窍于鼻，外合皮毛，职司卫外，为人身之藩篱。故外邪从皮毛、口鼻入侵，肺卫首当其冲，感邪之后，随即出现卫表不和及上焦肺系症状。因病邪在外、在表，故尤以卫表不和为主。

由于四时六气的不同及体质的差异，临床常见风寒、风热、暑湿三证。若感受风寒湿邪，则皮毛闭塞，邪郁于肺，肺气失宣；感受风热暑燥，则皮毛疏泄不畅，邪热犯肺，肺失清肃。若感受时行病毒则病情较重，甚或变生他病。

【诊断要点】

1. 临证以卫表及鼻咽症状为主，可见鼻塞、流涕、喷嚏、咽痒、咽痛、周身酸困不适、恶风或恶寒，或有发热及暑湿兼夹之证等。

2. 时行感冒多呈流行性，在同一时期发病人数剧增，且症状相似，多突然起病，恶寒发热，发热多为高热，周身酸困，疲乏无力，病情一般较重。

3. 病程一般 3 ～ 7 天，伤风感冒一般不传变，时行感冒少数人可传变入里，变生他病，还需注意体虚感冒的特殊性。

4. 四季皆可发病，而以冬、春两季较多。

【辨证分型】

1. 风寒感冒

恶寒重发热轻，或不发热，无汗，鼻塞，流清涕，周身肢节酸痛，或有咳嗽，咯痰清稀，舌苔薄白，脉浮紧。

2. 风热感冒

身热较著，微恶风寒，有汗，鼻塞，流黄浊涕，咯痰黄稠，口渴咽痛，苔薄黄，脉浮数。

3. 暑湿感冒

身热不扬，汗出不畅，肢体酸重或疼痛，头痛如裹，胸闷纳呆，口渴不欲饮，苔白腻，脉濡。

4. 体虚感冒

气虚者常见恶寒较重，发热，无汗，头痛身楚，咳嗽，痰白，咳痰无力，平素神疲乏力，气短懒言，反复易感，舌淡苔白，脉浮无力。

阴虚者身热微恶风寒，少汗，头昏，心烦，口干，干咳少痰，舌红少苔，脉细数。

【治疗】

1. 治则

祛邪解表，调和营卫。以手太阴经、手阳明经及督脉穴位为主。

2. 取穴

主穴：列缺、合谷、大椎、太阳、风池。

配穴：风寒感冒者，加风门、肺俞；风热感冒者，加曲池，尺泽；暑湿感冒者，加阴陵泉；体虚感冒者，加足三里。

3. 操作方法

（1）将经菜子油浸透的小药包，套穿在药火针针体上，药包距针尖 5 ～ 6cm，把小药包中油挤干（防止小药包燃烧时药包中油掉在皮肤上烫伤皮肤）。

（2）治疗部位常规消毒，将小药包点燃至针热，火焰稳定后点刺手太阴经、手阳明经经脉及督脉要穴处皮肤。

（3）操作时动作要轻巧、快捷、均匀，连续操作直至小药包燃烧完毕，一次治疗结束。

（4）治疗每日 1 次或隔日 1 次，视病情轻重或自身情况而定，病情较轻者可隔日 1 次，病情较重者每日 1 次或每日 2 次。3 ～ 5 次为一个疗程。

【典型病案】

病案一

李某，女，54岁，2019年2月18日初诊。

怕冷，出汗，肢体酸痛2天。

2天前由于受凉出现怕冷，出汗，伴有肢体酸痛，轻咳少痰，自服“小柴胡颗粒”症状未见缓解，遂来诊治。患者平素体弱易感冒，系过敏体质。现症：怕冷，出汗，肢体酸痛，伴有口苦，口干，不思饮食，舌淡苔薄白，脉浮略弦。辨证：营卫不和，卫外不固。经服柴胡桂枝汤2剂后，出汗，口苦，口干，不思饮食诸症消失，但仍感怕冷，肢体酸痛，此乃风寒未除，遂改用药火针疗法，用药火针点刺手太阴经、手阳明经经脉及列缺、风门、肺俞穴位处皮肤，一次治疗结束后诸症完全消失，为巩固疗效，嘱患者次日继续药火针治疗一次。一周后随访患者完全康复。

病案二

张某，男，42岁，2019年10月16日初诊。

恶寒发热1天。

患者述1天前由于不慎感寒突然出现恶寒发热，无汗，头痛，肢节酸痛，伴有清涕，喷嚏，咽痒，咳嗽，咯痰色白，舌苔薄白而润，脉浮紧。辨证为风寒束表，肺气失宣。用药火针点刺手太阴经、手阳明经经脉及列缺、风门、肺俞穴位处皮肤，治疗2次诸症完全消失。嘱患者注意保暖，避免受寒，防止疾病复发。

【按语】

感冒为常见的外感疾病，主症为鼻塞，喷嚏，流涕，咳嗽，头痛，恶寒发热，全身不适等。病因为外感六淫，时行病毒，在人体卫外功能减弱，不能调节应变时，从皮毛、口鼻入侵，邪犯肺卫，卫表不和而致病。临证时必须根据病情，辨其病邪的性质，区别风寒、风热和暑湿兼夹之证。

运用药火针治疗感冒，以点刺手太阴经、手阳明经经脉及督脉要穴处皮肤为主。感冒为外邪侵犯肺卫所致，手太阴、阳明互为表里，故取手太阴、手阳明经穴列缺、合谷以祛邪解表；督脉为阳脉之海，大椎为督脉经穴，又属诸阳之会，点刺可以表散阳邪而解热。风池为足少阳经与阳维脉的交会穴，阳维脉主阳主表，所以点刺风池既可以疏解表邪，又可与太阳穴相配而清利头目。根据风寒、风热、暑湿兼夹及体虚之证的不同，运用药火针点刺上述经脉及腧穴处皮肤，通过温热刺激，毛孔开放，外邪通过毛孔外泄以达祛除外邪，固护卫外功能。

治疗期间应注意适当休息，饮食宜清淡，多饮开水，进行适当的体育锻炼。

第二节　咳嗽

咳嗽是指肺失宣降，肺气上逆作声，咳吐痰液的一种肺系疾病。分别言之，有声无痰为咳，有痰无声为嗽，一般多为痰声并见，故以咳嗽并称。咳嗽既是独立的病证，又是肺系多种疾病的一个症状。根据病因可分为外感咳嗽和内伤咳嗽两大类。

西医学中急慢性支气管炎、上呼吸道感染、支气管扩张、慢性咽喉炎等以咳嗽为主要表现者均可按咳嗽辨证论治。

【病因病机】

咳嗽的病因有外感、内伤两大类。

1. 外感咳嗽

此为六淫外邪从口鼻或皮毛而入，侵袭肺系，肺气壅遏不畅所致。因于风寒者，肺气失宣，津液凝滞；因于风热者，肺气不清，热蒸液聚为痰；因于风燥者，燥邪灼津生痰，肺气失于润降，则发为咳嗽。

2. 内伤咳嗽

此为脏腑功能失调，内邪干肺所致。或因肺系疾病迁延不愈，阴伤气耗，肺的主气功能失常，肃降无权，肺气上逆而咳；或因脾虚运化失职，或过食肥甘，痰浊内生，壅遏肺气，肺气不利而咳；或肝气郁结，气郁化火，肝火犯肺，肺失肃降而咳；或肾气虚弱，气失摄纳，肺气上逆而咳。

【诊断要点】

1. 临床以咳嗽、咳痰为主要表现。

2. 询查病史的新久，起病的缓急，是否兼有表证，判断属于外感咳嗽或内伤咳嗽。

3. 外感咳嗽起病急，病程短，常伴肺卫表证。内伤咳嗽常反复发作，病程长，多伴有其他兼证。

4. 两肺听诊可闻及呼吸音增粗或伴有散在干湿性啰音。胸部 X 线片正常或肺纹理增粗。

【辨证分型】

（一）外感咳嗽

1. 风寒袭肺

咳嗽声重，咳痰清稀色白，伴有鼻塞流清涕，头痛，肢体酸困，或有恶寒发热，无汗等表证，舌淡，苔薄白，脉浮或浮紧。

2. 风热犯肺

咳嗽较剧，咳声嘶哑，痰稠色黄，咳痰不爽，或有咽喉疼痛，伴有头痛，口渴，流黄涕，或有恶风，身热等表证，舌淡，苔薄黄，脉浮数。

3. 风燥伤肺

干咳无痰，或痰少而黏，不易咯出，喉痒，鼻燥咽干，或痰中带有血丝，口干，舌红少津，苔薄黄，脉浮数。

（二）内伤咳嗽

1. 痰湿蕴肺

咳嗽反复发作，咳声重浊，痰多，痰黏腻或稠厚成块，色白或带有灰色，晨起或食后咳甚痰多，舌淡，苔白腻，脉濡滑。

2. 痰热郁肺

咳嗽气粗，痰多黄稠，咯吐不爽，烦热，口干欲饮，舌红苔黄腻，脉滑数。

3. 肝火犯肺

呛咳，气逆阵作，咳时面赤，胸胁引痛，口苦咽干，常感痰滞咽喉而咯之难出，量少质黏，舌红苔薄黄少津，脉弦数。

4. 肺阴亏耗

干咳，咳声短促，痰少黏白，或痰中带血丝，口干咽燥，手足心热，舌红少苔，脉细数。

5. 肺气亏虚

病久咳声低微，咳而伴喘，咳痰清稀色白，胸闷气短，自汗乏力，怕冷，舌淡苔白，脉弱。

【治疗】

1. 治则

外感咳嗽：祛邪解表，宣肺止咳。以手太阴经、手阳明经穴位为主。

内伤咳嗽：肃肺理气，止咳化痰。以手足太阴经穴位为主。

2. 取穴

主穴：天突、肺俞、列缺、合谷。

配穴：风寒者配风门；风热者配大椎；痰湿蕴肺者配阴陵泉、丰隆；痰热郁肺者配少商；肝火犯肺者配太冲、行间；肺阴亏耗者配三阴交、照海；肺气亏虚者配足三里。

3. 操作方法

（1）将经莱子油浸透的小药包，套穿在药火针针体上，药包距针尖 5 ～ 6cm，把小药包中油挤干（防止小药包燃烧时药包中油掉在皮肤上烫伤皮肤）。

（2）治疗部位常规消毒，将小药包点燃至针热，火焰稳定后点刺所选经脉及其要穴处皮肤。

（3）操作时动作要轻巧、快捷、均匀，连续操作直至小药包燃烧完毕，一次治疗结束。

（4）治疗每日 1 次，5 次一个疗程。

（5）必要时可与毫针联合应用或交替运用。

【典型病案】

李某，女，36 岁，2019 年 3 月 6 日初诊。

咳嗽 3 天。

患者3天前由于受凉后出现咳嗽，咯痰色白稀薄，伴有鼻塞，流清涕，肢体酸困，舌淡，苔薄白，脉浮紧。发病以来，纳差，二便尚可。辨证：风寒袭肺。用药火针点刺手太阴经、手阳明经经脉及其要穴合谷、列缺、风门、肺俞皮肤处，1次治疗结束后鼻塞，流清涕及肢体酸困症状即感减轻，第2天患者述咳嗽诸症均减轻，共治疗3次诸症完全消失。

【按语】

咳嗽是肺系疾病的主要症状之一，病因有外感、内伤之分。外感咳嗽为六淫外邪犯肺，有风寒、风热、风燥等不同。内伤咳嗽为脏腑功能失调，有肝火、痰湿、痰热、肺虚等区别。病机为邪气干肺，肺失宣降，肺气上逆，发为咳嗽。外感咳嗽多属邪实，治当祛邪利肺；内伤咳嗽多属邪实正虚，治当祛邪止咳，兼以扶正，属于正虚者当补肺扶正。药火针将针、药、灸的功效融为一体，既发挥了针刺、药物的作用，又发挥了艾灸的作用；既能开腠祛邪，又能扶助正气，祛邪不伤正，扶正不留邪，所以，无论外感咳嗽还是内伤咳嗽，运用药火针疗法均能取得良好的疗效。

运用药火针点刺所选经脉及其要穴处皮肤，通过温热刺激，毛孔开放，邪气通过毛孔外泄以达祛除外邪、宣肺止咳的目的。同时天突属于任脉，位于颈部，能化痰止咳治伤风咳嗽，肺俞具有宣肺化痰止咳之功，对肺脏功能失调所致的咳嗽尤为适宜。列缺为手太阴肺经的络穴，通任脉，是治疗肺病的要穴。合谷为手阳明大肠经的原穴，手阳明大肠经与手太阴肺经相表里，原络穴相配，可以改善肺脏功能。另根据临床辨证选取相应配穴以提高疗效。

咳嗽是人体驱邪外达的一种病理表现，临证治疗绝不能单纯见咳止咳，必须按照不同的病因分别处理。一般情况下，咳嗽的轻重可以反映病邪的微甚，但在某些情况下，因正虚不能驱邪外达，咳虽轻微，但病情却重，应予以警惕。咳嗽的预防，首先应注意气候变化，防寒保暖，饮食清淡，忌烟酒，避免刺激性气体伤肺，同时要适当参加体育锻炼，以增强体质，提高抗病能力。

第三节 哮喘

哮喘是一种常见的反复发作性疾患。哮与喘均有呼吸急促的表现，但症状略有不同，如《医学正传》指出："喘以气息言，哮以声响言。"可见喘以呼吸困难，甚则张口抬肩为特征；哮以喉中有哮鸣声为特征。临床上二者常并见，故称为哮喘。哮病系宿痰伏肺，因外邪、饮食、情志、劳倦等因素，致气滞痰阻，气道挛急、狭窄而发病。以发作性喉中哮鸣有声、呼吸困难，甚则喘息不能平卧为主要表现。相当于西医学的支气管哮喘，喘息性支气管炎等。喘病是因久患肺系疾病或他脏病变影响，致肺气上逆，肃降无权，出现呼吸气促困难，甚则张口抬肩，鼻翼扇动，不能平卧，口唇发绀等表现的一类疾病。多见于西医学的喘息性支气管炎、肺气肿、肺源性心脏病、心源性哮喘等。

【病因病机】

1. 外邪侵袭

多由外感风寒或风热之邪，未能及时表散，邪蕴于肺，壅阻肺气，气不布津，聚液生痰。如《临证指南医案·哮》说："若夫哮证，亦由初感外邪，失于表散，邪伏于里，留于肺俞。"或因吸入烟尘、花粉、异味气体等，影响肺气的宣降，津液凝聚，痰浊内生而致。

2. 饮食不当

过食生冷，寒饮内生，或脾胃素虚，嗜食酸咸肥甘，或进食海鳝鱼虾蟹等发物，以致脾失健运，痰浊内生，上干于肺，壅塞气道而发哮喘。

3. 情志失调

情志不遂，忧思气结，肺气闭阻，气机不利，或郁怒伤肝，肝气上逆于肺，肺气不得肃降，升多降少，气逆而喘。

4. 劳欲久病

慢性咳嗽等肺系疾病，迁延未愈，久病肺虚，或脾胃虚弱，化源不足，使得肺气虚弱，气失所主，或肾虚，气失摄纳，发为哮喘。

【诊断要点】

1. 发作时喉中哮鸣有声，呼吸困难，甚则张口抬肩，不能平卧，或口唇、指甲发绀。

2. 呈反复发作，常因气候突变、饮食不当、情志失调、劳累等因素诱发。发作前多有鼻痒、喷嚏、咳嗽、胸闷等症状。

3. 有过敏史或家族史。

4. 两肺可闻及哮鸣音或伴有湿性啰音。

5. 血中嗜酸性粒细胞增高，若并发感染可有白细胞计数增高，中性粒细胞计数增高。

6. 痰检可见嗜酸性粒细胞。

7. 胸部X线检查一般无特殊改变，久病可见肺气肿征象。

【辨证分型】

（一）发作期

1. 冷哮证

喉中哮鸣如水鸡声，呼吸急促，喘憋气逆，胸膈满闷，咳嗽，咯痰色白多泡沫，口不渴或渴喜热饮，形寒怕冷，天冷或受寒易发作，面色青晦，舌苔白滑，脉弦紧或浮紧。

2. 热哮证

喉中痰鸣如吼，喘而气粗息涌，胸高胁胀，咳呛阵作，咳痰色黄或白，黏浊稠厚，排吐不利，口渴喜饮，面赤身热，舌红苔黄腻，脉滑数或弦滑。

3. 寒包热哮证

喉中哮鸣有声，胸膈烦闷，呼吸急促，喘咳气逆，咳痰不爽，痰黏色黄，或黄白相兼，烦躁，恶寒，发热，无汗，身痛，口干欲饮，大便偏干，舌苔白腻罩黄，舌尖边红，脉弦紧。

4. 风痰哮证

喉中痰涎壅盛，声如拽锯，或鸣声如吹哨笛，喘急胸满，但坐不得卧，咳痰黏腻难出，或为白色泡沫痰，无明显寒热倾向，面色青暗，起病多急，常倏忽来去，发前自觉鼻、咽、眼、耳发痒，喷嚏，鼻塞，流涕，胸部憋塞，随之迅即发作，舌苔厚浊，脉滑实。

5. 虚哮证

喉中哮鸣如鼾，声低，气短息促，动则喘甚，发作频繁，甚则持续喘哮，口唇、爪甲青紫，咳痰无力，痰涎清稀或质黏起沫，面色苍白或颧红唇紫，形寒肢冷或烦热，舌淡或紫暗，脉沉细或细数。

（二）缓解期

1. 肺脾气虚

气短声低，喉中时有轻度哮鸣，痰多质稀，色白，自汗，怕风，常易感冒，倦怠无力，食少便溏，舌质淡，苔白，脉细弱。

2. 肺肾气虚

短气息促，动则为甚，吸气不利，咳痰质黏起沫，腰酸腿软，脑转耳鸣，心慌，不耐劳累，畏寒肢冷，舌淡，苔薄白，脉沉细。

【治疗】

1. 治则

（1）实证：祛邪肃肺，化痰平喘。以手太阴经穴位及相应背俞穴为主。

（2）虚证：健脾、补肺、益肾。以手足太阴经、足少阴经穴位及相应背俞穴为主。

2. 取穴

主穴：天突、膻中、风门、肺俞、定喘。

配穴：冷哮加大杼、风门；热哮加尺泽、鱼际；虚哮加中脘、足三里；痰热阻肺加丰隆；脾气亏虚加脾俞、中脘、足三里；肾气亏虚加肾俞、命门；肺气虚加太渊等。

3. 操作方法

（1）将经菜子油浸透的小药包，套穿在药火针针体上，药包距针尖 5 ～ 6cm，把小药包中油挤干（防止小药包燃烧时药包中油掉在皮肤上烫伤皮肤）。

（2）治疗部位常规消毒，将小药包点燃至针热，火焰稳定后点刺所选经脉及其所选经脉要穴处皮肤。

（3）操作时动作要轻巧快捷均匀，连续操作直至小药包燃烧完毕，一次治疗结束。

（4）治疗每日1次，病情较重者每日2次，5～10次一个疗程。

（5）病情较重者可配合中药辨证施治。

【典型病案】

王某，女，36岁，2019年1月16日初诊。

哮喘反复发作5年余。

5年前患感冒持续近2月而愈，但愈后仍感胸闷不适，咽喉不利，当时未做调治，继之复感寒邪而出现咳嗽气喘，喉中哮鸣有声，以后每逢春季或秋季冷热变化时病情发作，喘憋加重，喉中哮鸣有声，咳嗽痰多，质稀色白，需用肌注或静脉注射氨茶碱等药物方能控制病情。患者平素怕冷，易患感冒。此次起病因一周前不慎感受风寒而发。症见：喉中哮鸣有声，呼吸急促，喘憋气逆，胸膈满闷，咳嗽，咯痰色白多泡沫，形寒怕冷，倦怠无力，二便尚可，舌淡苔白，脉细弦。辨证：肺气不足，风寒外袭。治宜温补肺气，解表散寒。用药火针点刺手太阴肺经经脉及相关穴位处皮肤，如列缺、天突、膻中、风门、肺俞、定喘，每日1次，1次治疗结束后患者即有轻松感，治疗3次后患者自觉喘憋，喉中痰鸣好转，治疗6次后诸症明显减轻，治疗一个疗程共10次后各种症状均消失。为进一步巩固疗效，再针数次。

【按语】

哮喘总属邪实正虚之病，是一种发作性的痰鸣气喘疾患，以喉中哮鸣有声、呼吸急促困难为特征。病理因素以痰为主，痰伏于肺，遇感诱发。发病机理为痰气博结，壅阻气道，肺失宣降。一般新病多实，发时以邪实为主，治当祛痰利气，攻邪治标。寒痰者温化宣肺，热痰者清化肃肺，寒热错杂者，当温清兼施，表证明显者兼以解表，风痰为患者当祛风涤痰。久病多由实转虚，且虚实之间常互为因果，邪实与正虚错杂为患，治当补正祛邪兼施；平时以正虚为主，当区别肺脾气虚和肺肾气虚，分别予以补肺健脾或补肺益肾。

药火针疗法既能开腠祛邪，又能温阳扶正，用以治疗哮喘可以达到有邪则祛邪，无邪则温阳扶正的作用，无论实证、虚证还是虚实夹杂者皆适宜。运用药火针点刺所选经脉及相关穴位处皮肤，如列缺、尺泽、天突、膻中、风门、肺俞、定喘，通过温热刺激，毛孔开放，通过毛孔外泄以祛除外邪，化痰平喘，同时列缺为肺经络穴，可宣肺散邪；膻中为气会穴，可宽胸理气，调畅气机；尺泽为肺经合穴，可肃肺化痰，降逆平喘；肺俞为肺之背俞穴，能调整肺脏功能，有宣肺祛痰平喘之作用；定喘为平喘之经验穴；天突属于任脉，位于颈部，善于顺气化痰平喘。药火针集针刺、药物、艾灸的功效于一体，通过点刺所选经脉及其要穴处皮肤，热力与药力通过皮部、经脉、腧穴直接激发经气，鼓舞气血运行，温壮脏腑阳气以达温阳扶正之功。

现代研究表明，针灸能调节自主神经功能，抑制迷走神经的兴奋，缓解支气管平滑肌痉挛，使患者肺通气功能得到明显改善；通过针灸提高机体免疫力和改善局部血液循环状态，减少渗出，清除水肿，有利于炎症的消除，缓解各种代谢产物对支气管的刺激，从而缓解哮喘的发作。药火针既发挥了针的作用，又发挥了艾灸和药物的作用，因此运用药火针治疗哮喘可以提高临床疗效。

感冒是哮喘发病的最常见诱因，因此要注意保暖，防止感冒，避免因寒冷空气的刺激而诱发哮喘。根据身体状况，应进行适当的体育锻炼，以逐步增强体质，提高抗病能力。饮食宜清淡，忌肥甘厚腻，辛辣甘甜，防止生痰生火，避免海鳝鱼虾蟹等发物；避免烟尘异味；保持心情舒畅，避免不良情绪的影响；劳逸适当，防止过度劳累。

第四节　头痛

头痛是临床常见的一种自觉症状，可单独出现，亦见于多种疾病的过程中。本节所述的头痛，是指因外感六淫、内伤杂病而引起的，以头痛为主要表现的一类病证。若头痛属某一疾病过程中所出现的兼证，不属本节讨论范围。

【病因病机】

头痛的病因不外外感与内伤两大类。

1. 外感头痛多因六淫之邪侵袭，上扰清空，壅滞经络，络脉不通所致。头为诸阳之会，手足三阳经皆上循头面，所谓“伤于风者，上先受之”，“高巅之上，惟风可到”，外感头痛以风邪为主，且多夹寒、夹湿、夹热邪而发病。若风寒侵袭，凝滞血脉，络道不通，不通则痛。若风邪夹热，风热炎上，清空被扰，而发头痛。若风邪夹湿，阻遏阳气，蒙蔽清窍而致头痛。

2. 内伤头痛多由情志不遂、饮食劳倦、跌仆损伤、体虚久病、禀赋不足、房劳过度等所致。脑为髓海，依赖于肝肾精血和脾胃精微物质的充养，所以内伤头痛之病机与肝、脾、肾三脏的功能失调有关。若忧郁恼怒，情志不遂，肝失调达，气郁阳亢，或肝郁化火，上扰清空则发为头痛。或脾胃虚弱，气血化源不足，气血亏虚，清阳不升，头窍失养而致头痛；或脾失健运，痰浊内生，阻塞气机，浊阴不降，清窍蒙蔽而致头痛。亦有禀赋不足，血气素亏，髓海之精气不足，每因操劳或用脑过度而发者。或因跌仆闪挫，头部外伤，或久病入络，气血凝涩，瘀血阻于脑络，不通则痛，发为头痛。

【诊断要点】

1. 以头部疼痛为主要临床表现。

2. 头痛部位可发生在前额、两颞、颠顶、枕项或全头部。疼痛性质可为跳痛、刺痛、胀痛、灼痛、重痛、空痛、昏痛、隐痛等。头痛发作形式可为突然发作，或缓慢起病，或反复发作，时痛时止。疼痛的持续时间可长可短，可数分钟、数小时、数天、数周，甚则长期疼痛不已。

3. 外感头痛者多有起居不慎，感受外邪的病史；内伤头痛者常有饮食、劳倦、房事、病后体虚等病史。

4. 辅助检查：应查血常规，测血压，必要时进行经颅多普勒彩色超声、颅脑 CT、核磁共振、脑脊液、脑电图等检查以明确头痛的病因，排除器质性病变。

【辨证分型】

（一）外感头痛

1. 风寒头痛

头痛连及项背，常有拘急收紧感，或伴恶风畏寒，遇风尤剧，口不渴，苔薄白，脉浮紧。

2. 风热头痛

头痛而胀，甚则头胀如裂，发热或恶风，面红目赤，口渴喜饮，大便不畅或便秘，溲赤，舌尖红，苔薄黄，脉浮数。

3. 风湿头痛

头痛如裹，肢体困重，胸闷纳呆，大便或溏，苔白腻，脉濡。

（二）内伤头痛

1. 肝阳上亢

头昏胀痛，两侧为重，心烦易怒，夜寐不宁，口苦面红，或兼胁痛，舌红苔黄，脉弦数。

2. 痰浊上扰

头痛昏蒙，胸脘满闷，纳呆呕恶，舌苔白腻，脉弦滑。

3. 瘀阻脑络

头痛反复，经久不愈，痛处固定不移，痛如锥刺，或头部有外伤史，舌紫暗，或有瘀斑、瘀点，苔薄白，脉细或细涩。

4. 气血不足

头痛绵绵，时有昏晕，心悸失眠，面色少华，神疲乏力，遇劳加重，舌淡苔薄白，脉细弱。

5. 肾精亏虚

头痛，眩晕，耳鸣，腰膝酸软，神疲乏力，滑精带下，舌红少苔，脉细无力。

【治疗】

1. 治则

外感头痛：祛风通络。以足阳明经、足少阳经穴位为主。

内伤头痛：平肝潜阳，燥湿化痰，行气化瘀，滋阴补肾，补益气血。以督脉、足三阳经、足三阴经穴位为主。

2. 取穴

主穴：头维、风池、百会、印堂、太阳、阿是穴。

配穴：风寒头痛加列缺；风热头痛加大椎、外关；风湿头痛加中脘、丰隆；肝阳上亢者加太冲、风池；痰浊上扰者加阴陵泉、丰隆、中脘；瘀阻脑络者加合谷、三阴交；气血不足者加肝俞、脾俞、肾俞、足三里；肾精亏虚者加命门、太溪、肾俞。

3. 操作方法

（1）将经菜子油浸透的小药包，套穿在药火针针体上，药包距针尖 5 ～ 6cm，把小药包中油挤干（防止小药包燃烧时药包中油掉在皮肤上烫伤皮肤）。

（2）治疗部位常规消毒，将小药包点燃至针热，火焰稳定后点刺头痛部位及所选经脉及其要穴处皮肤。

（3）操作时动作要轻巧快捷均匀，连续操作直至小药包燃烧完毕，一次治疗结束。

（4）治疗每日 1 次，病情较重者每日 2 次，5 次一个疗程。

（5）可配合毫针刺所选穴位，补虚泻实，或药火针与毫针交替应用。

【典型病案】

王某，男，37 岁，2019 年 6 月 6 日初诊。

头痛反复发作 1 年余，再发 1 周。

1 年前由于情志不遂，加之受寒感冒后出现头痛，以两侧为甚，经治疗后症状缓解，后每因心情不畅、感受风寒而发作。近 1 周来因工作压力大，复感风寒而发病。刻下：头部两侧胀痛，且有拘紧感，伴心烦急躁，舌质暗淡，苔薄白，脉弦紧。脉证合参，证属肝阳上亢，风寒袭络。治宜平肝潜阳，散寒通络。用药火针点刺足厥阴肝经、足少阳胆经经脉要穴处皮肤及风池、百会、阿是穴，每日 1 次，1 次治疗结束后患者即感头痛减轻，治疗 1 个疗程共 5 次后患者自觉症状完全消失。2 个月后随访头痛未发作。

【按语】

头痛是临床常见病，其病因较复杂，中医辨证要分清外感内伤、寒热虚实。外感头痛多因风、寒、湿、热等邪气，循经上扰，壅滞头窍所致。一般起病急，病程短，病性属实，治疗多以祛风散邪为法。内伤头痛，多因情志、饮食、劳倦、房事、体虚等原因，导致肝阳上亢，痰浊上扰，瘀阻脑络，气血亏虚，肾精不足，以致清窍被扰或头窍失养而发头痛。一般病程较长，起病缓，多伴肝、脾、肾诸脏功能失调证候，病情复杂，有虚有实，尤易虚实夹杂，治疗多采取补虚泻实，标本兼顾的治疗原则。药火针具有温通经络，祛风除湿散寒，以热泻热，温阳扶正等作用，寒热虚实证皆宜，疗效确切，见效快。

药火针治疗头痛，点刺百会及头部阿是穴处皮肤，直达病所，有邪则开门祛邪，无邪则温通经络，有即刻止痛的作用。

百会为督脉与足厥阴肝经和多条阳经的交会穴，又头为诸阳之会，手足三阳经皆上循头面，因此，点刺百会、头部阿是穴可疏通多条经脉。肝阳上亢配合点刺足厥阴、足少阳经经脉及其要穴如风池、太冲处皮肤或毫针刺风池、太冲以平肝潜阳；痰浊上扰配合点刺或毫针刺阴陵泉、中脘、丰隆以健脾利湿，清化痰浊；肾精亏虚配合点刺或毫针刺肾俞、太溪、命门以补肾填精；气血不足配合点刺足三里、血海以健脾益气养血；瘀阻脑络配合点刺或毫针刺合谷、三阴交以行气活血。药火针治疗头痛，点刺头部阿是穴与循经配穴相结合，能更好地疏通经络，祛除外邪，扶助正气，提高临床疗效。

头痛患者在治疗期间，应忌烟酒，适当参加体育锻炼，避免过劳或精神刺激，注意休息。平时当顺应四时变化，寒温适宜，起居定时。

第五节 眩晕

眩晕是以头晕、目眩为主要特征的一类疾病。眩是指眼花或眼前发黑，晕是指头晕甚或自觉自身或外界景物旋转。二者常并见，故统称为“眩晕”。轻者闭目即止；重者如坐车船，旋转不定，不能站立，或伴有恶心、呕吐、汗出，甚则昏倒等症状。

【病因病机】

眩晕的病因主要有情志不遂、饮食不节、年高肾亏、病后体虚、跌仆损伤等多种因素。其病性有虚实之分，虚者为髓海不足，或气血亏虚，清窍失养；实者为风、火、痰、瘀扰乱清空。其病变部位在于头窍，与肝、脾、肾三脏功能失调密切相关。肝为风木之脏，主动主升，若肝肾阴虚，水不涵木，阴不敛阳，阳亢于上，或气火暴升，上扰头目，则发为眩晕。脾为后天之本，气血生化之源，若脾胃虚弱，气血亏虚，清窍失养，或脾失健运，痰浊中阻，或风阳夹痰，上扰清空，均可发为眩晕。肾主骨生髓，脑为髓海，肾精亏虚，髓海失充，亦可发为眩晕。

【诊断要点】

1. 头晕目眩，视物旋转，轻者闭目即止，重者如坐车船，甚则昏倒。

2. 可伴有头痛、项强、恶心呕吐、眼球震颤、耳鸣耳聋、汗出、面色苍白等症状。

3. 多有情志不遂、饮食不节、年高体虚、跌仆损伤等病史。

4. 辅助检查：测血压、查心电图、检查眼底、肾功能、电测听、脑干诱发电位、颈椎 X 线片、经颅多普勒等，有助于明确诊断。必要时可做 CT、核磁共振检查。应注意排除肿瘤、严重血液病等。

【辨证分型】

1. 肝阳上亢

眩晕耳鸣，头痛且胀，每因烦劳或恼怒而头晕、头痛剧增，面时潮红，急躁易怒，少寐多梦，口苦，舌质红，苔黄，脉弦。

2. 痰浊中阻

眩晕，头重昏蒙，或伴视物旋转，胸闷恶心，呕吐痰涎，食少多寐，舌苔白腻，脉濡滑。

3. 气血亏虚

头晕目眩，动则加剧，遇劳则发，伴面色苍白，神疲乏力，心悸失眠，食欲不振，舌淡苔薄白，脉细弱。

4. 肾精不足

眩晕日久不愈，腰膝酸软，遗精耳鸣，少寐多梦，健忘，两目干涩，视力减退，或五心烦热，舌红少苔，脉细数；或面色㿠白，形寒肢冷，舌淡苔薄，脉沉细。

【治疗】

1. 治则

补虚泻实，调整阴阳。以督脉、足少阳经穴位为主。

2. 取穴

主穴：百会、风池、印堂、太阳。

配穴：肝阳上亢者加三阴交、太冲；气血亏虚者加脾俞、足三里；肾精不足者加肾俞、太溪；痰浊中阻者加中脘、阴陵泉、丰隆。

3. 操作方法

（1）将制作好的小药包用菜子油浸透，套穿在药火针针体上，药包距针尖 5 ～ 6cm，把小药包中油挤干（防止小药包燃烧时药包中油掉在皮肤上烫伤皮肤）。

（2）治疗部位常规消毒，将小药包点燃至针热，火焰稳定后点刺所选部位及所选经脉要穴处皮肤。

（3）操作时动作要轻巧快捷均匀，连续操作直至小药包燃烧完毕，一次治疗结束。

（4）治疗每日 1 次，5 次一个疗程。

（5）可配合毫针刺所选穴位，补虚泻实。

【典型病案】

杨某，女，48岁，2019年8月6日初诊。

患者头晕月余，加重5天。

1月前由于生气后出现头晕不适，伴有头胀痛，当时未做治疗，休息后稍有缓解，近5天来因恼怒而头晕、头胀痛加重，伴有急躁易怒，少寐多梦，口苦，舌红，苔黄，脉弦略数。辨证为肝阳上亢，上扰清窍。治宜平肝潜阳，清火息风。用药火针点刺百会、印堂、太阳、三阴交、太冲及足厥阴经经脉皮肤处。1次治疗结束后患者头晕、头胀痛即感减轻，治疗3次后头晕、头胀痛基本消失，为巩固疗效继续治疗2次。1个月后随访病情未复发。

【按语】

眩晕最早见于《黄帝内经》，称之为“眩冒”。《黄帝内经》认为眩晕属肝所主，与髓海不足、血虚、邪中等多种因素有关。《素问·至真要大论》云：“诸风掉眩，皆属于肝。”肝木旺，风气甚，则头目眩晕，故眩晕与肝脏关系最为密切。本病的病变部位主要在清窍，病变脏腑与肝、脾、肾三脏有关。常见的病理因素有风、火、痰、瘀。病性多为虚证或本虚标实之证。各种病因病理在发病过程中常兼夹为患，在其病变过程中，各个证候之间亦相互兼夹或转换。临床上因气血亏虚、髓海空虚、肝肾不足所导致的眩晕多属虚证；因痰浊中阻、肝阳上亢所致者属实证或本虚标实证。

临床上应警惕“眩晕乃中风之渐”。眩晕一证在临床上以虚实夹杂为主，其中因肝肾阴亏，肝阳上亢而导致的眩晕最为常见，此型眩晕若肝阳暴亢，阳亢化风，可夹痰夹火，走窜经隧，病人可出现眩晕头胀，面赤头痛，肢麻震颤，甚则昏倒等症状，当警惕发生中风的可能。

药火针治疗眩晕，点刺百会、印堂有通督安神止眩、直达病所的作用；百会为督脉与足厥阴肝经和多条阳经的交会穴，又头为诸阳之会，手足三阳经皆上循头面，因此，点刺百会可疏通多条经脉。肝阳上亢配合点刺或毫针刺足厥阴肝经经脉之太冲以平肝潜阳，三阴交为足太阴脾经、足少阴肾经和足厥阴肝经的交会穴，点刺或毫针刺三阴交调理肝脾，有安神定眩的作用；痰浊中阻配合点刺或毫针刺阴陵泉、中脘、丰隆以健脾利湿，清化痰浊；肾精亏虚配合点刺或毫针刺肾俞、太溪以补肾填精；气血不足配合点刺或毫针刺足三里、脾俞以健脾益气养血；药火针治疗眩晕，点刺所选经脉及穴位处皮肤，虚则能补，实则能泻，并根据辨证分型选择配穴，疗效确切。

眩晕患者应保持心情舒畅，医务工作者应多做解释工作以消除患者的紧张情绪。应避免或消除能导致眩晕发生的各种内外致病因素。要适当锻炼，增强体质；注意劳逸结合，避免体力和脑力的过度劳累；饮食有节，防止暴饮暴食，过食肥甘醇酒及过咸伤肾之品，尽量戒烟戒酒。由颈椎病引起者，睡眠时要选用合适的枕头，避免长期低头工作；由高血压或动脉硬化引起者，要经常测血压，保持血压稳定，控制饮食及血脂。眩晕发作后要及时治疗，注意休息，严重者应当卧床休息，要保持情绪稳定，避免突然、剧烈的体位改变和头颈部运动而眩晕加重或晕倒。有眩晕史的患者，应当避免剧烈体力活动和高空作业。

第六节　中风

中风是以突然昏仆，不省人事，口眼㖞斜，半身不遂，语言不利为主症的病证。轻者可无昏仆而仅见口眼㖞斜、半身不遂、语言謇涩等症状。本病相当于西医学的急性脑血管病，如脑出血、脑梗死、脑栓塞等。

【病因病机】

中风的发生多是在内伤积损的基础上，复因劳逸失度、情志不遂、饮酒过度或外邪侵袭等诱因触发，引起脏腑阴阳失调，血随气逆，肝阳暴涨，内风旋动，夹痰夹火，横窜经脉，蒙蔽神窍所致。病位在脑，与心肝肾密切相关。

本病多属本虚标实。肝肾阴虚，气血衰少为致病之本，风、火、痰、气、瘀为发病之标，两者可互为因果。发病之初，邪气鸱张，风阳痰火炽盛，气血上菀，故以标实为主；如病情剧变，在病邪的猛烈攻击下，正气急速溃败，可以正虚为主，甚则正气虚脱。后期因正气未复而邪气滞留，可留后遗症。

由于病位浅深、病情轻重的不同，又有中经络和中脏腑之别。轻者中经络，重者中脏腑。若肝风夹痰，横窜经络，血脉瘀阻，气血不能濡养机体，则见中经络之证；若风阳痰火蒙蔽神窍，气血逆乱，上冲于脑，则见中脏腑重症。

【诊断要点】

1. 具有突然昏仆，不省人事，半身不遂，偏身麻木，口眼㖞斜，言语謇涩等临床表现。轻者仅见眩晕，偏身麻木，口眼㖞斜，半身不遂等。

2. 发病急骤，有渐进发展过程。好发于40岁以上年龄。

3. 发病前多有头晕、头痛、肢体一侧麻木等先兆症状。

4. 常有眩晕、头痛、心悸等病史，每因情志失调、饮食不当、劳累、感寒等诱发。

5. 临床测血压、神经系统查体及脑脊液、眼底、CT及磁共振等检查可有异常表现。

6. 应与口僻、痉证、痿证、癫痫、厥证鉴别。

【辨证分型】

（一）中经络

1. 风痰入络

肌肤不仁，手足麻木，突然发生口眼㖞斜，口角流涎，舌强语謇，甚则半身不遂，或见手足拘挛，关节酸痛等症，舌苔薄白，脉浮数。

2. 风阳上扰

平素头晕头痛，耳鸣目眩，突然发生口眼㖞斜，舌强语謇，或手足重滞，甚则半身不遂，舌红苔黄，脉弦。

3. 阴虚风动

平素头晕耳鸣，腰酸，突然发生口眼㖞斜，言语不利，手指瞤动，甚或半身不遂，舌红苔腻，脉弦细数。

4. 气虚血瘀

半身不遂，肢体软弱，偏身麻木，舌强语謇，手足肿胀，面色萎黄，舌质淡紫或有瘀斑，苔薄白，脉细涩或细弱。

（二）中脏腑

1. 闭证

（1）痰热腑实：素有头痛眩晕，心烦易怒，突然发病，半身不遂，口舌㖞斜，舌强语謇或不语，神志欠清或昏糊，肢体强急，痰多而黏，腹胀便秘，舌暗红，苔黄腻或有瘀斑瘀点，脉弦滑或弦涩。

（2）痰火瘀闭：突然昏仆，不省人事，牙关紧闭，口噤不开，两手握固，大小便闭，肢体强痉，面赤身热，气粗口臭，躁扰不宁，苔黄腻，脉弦滑而数。

（3）痰浊瘀闭：突然昏仆，不省人事，牙关紧闭，口噤不开，两手握固，大小便闭，肢体强痉，面白唇暗，静卧不烦，四肢不温，痰涎壅盛，苔白腻，脉沉滑缓。

2. 脱证

阴竭阳亡：突然昏仆，不省人事，目合口开，鼻鼾息微，手撒肢冷，汗多，二便自遗，肢体软瘫，舌痿，脉微欲绝。

【治疗】

1. 治则

（1）中经络

疏通经络，镇肝息风。以手足阳明经穴位为主，辅以手足太阳、少阳经穴位。

（2）中脏腑

①闭证：启闭开窍。以督脉、十二井穴为主，辅以手足厥阴、足阳明经穴位。

②脱证：回阳固脱。以任脉经穴为主。

2. 取穴

（1）中经络

主穴：肩髃、曲池、外关、列缺、合谷、中渚、阳陵泉、足三里、解溪。

配穴：风阳上扰者加太冲；风痰阻络者加颊车、丰隆；阴虚风动者加三阴交、太溪；气虚血瘀者加气海、血海。

（2）中脏腑

①闭证

主穴：十二井、十宣、水沟、涌泉。

配穴：神志不清加四神聪；二便闭塞加天枢、足三里；牙关紧闭加下关（双侧）。

②脱证

主穴：神阙、关元。

3. 操作方法

（1）将制作好的小药包用菜子油浸透，套穿在药火针针体上，药包距针尖 5～6cm，把小药包中油挤干（防止小药包燃烧时药包中油掉在皮肤上烫伤皮肤）。

（2）中经络者，患侧治疗部位常规消毒，将小药包点燃至针热，火焰稳定后点刺患侧手足三阳经经脉及要穴处皮肤。可配合毫针刺患侧肩髃、曲池、合谷、外关、列缺、中渚、阳陵泉、足三里、解溪、太冲等，或配健侧合谷、列缺、外关、曲池、足三里、解溪等。药火针与毫针可交替使用或联合应用，具体视患者病情而定。

（3）操作时动作要轻巧、快捷、均匀，连续点刺患侧手足三阳经经脉及其要穴处皮肤，小药包燃烧完毕，一次治疗结束。

（4）治疗每日1次，10次一个疗程。

（5）中脏腑闭证，用毫针刺水沟、涌泉、十宣（3～5个穴位）、十二井（3～5个穴位）；中脏腑脱证艾灸神阙、关元。中脏腑者同时采用西医学急救。病情稳定后可用药火针治疗，治法同中经络。

【典型病案】

文某，男，46岁，2019年8月20日初诊。

左侧肢体凉麻、活动不利1年。

患者1年前患脑梗死，当时住院治疗，经治疗病情好转，但遗留左侧肢体冰凉麻木、活动欠灵活，近日来左侧肢体冰凉麻木加重，活动仍然欠灵活，行走如踩棉花，食纳可，睡眠欠佳，二便如常，遂来我院针灸科治疗。查体：血压140/100mmHg，神清，精神尚可，左上下肢肌力均4级。舌暗淡，苔薄白，脉细弱。辨证为气虚血瘀。治宜益气、活血、通络。采用毫针刺法，取穴：双侧曲池、外关、列缺、合谷、中渚、阳陵泉、足三里、解溪、太冲。补健侧，泻患侧，治疗3天后患者述肢体活动有所改善，但冰凉麻木无明显改善。遂改用药火针疗法，用药火针点刺患侧手足三阳经经脉及其要穴处皮肤，1次治疗结束后患者即感冰凉麻木减轻，继续药火针治疗，日1次，连续治疗5次后冰凉麻木感基本消失。因病程较长，为巩固疗效继续药火针治疗2次，诸症消失，活动如常。

【按语】

中风病之发生突然，起病急骤，但其形成是一个较长的渐进过程。由于平素养生不慎，正气亏虚，心、肝、肾三脏阴阳失调，加之忧思恼怒，或饮酒饱食，或房事劳累，或外邪侵袭等因素，以致气血运行受阻，气滞血瘀，肌肤筋脉失于濡养；或阴亏于下，肝阳暴涨，阳化风动，血随气逆，夹痰夹火，横窜经络，蒙蔽清窍而致中风。总之，病理基础为肝肾阴虚，病理因素为肝风、痰火、血瘀。病机主要为阴阳失调，气血逆乱，上冲于脑。轻者中经络，重者中脏腑。

药火针治疗中风之中经络，点刺患侧手足三阳经经脉及其要穴处皮肤，在急性期病情稳定后用药火针，可以发挥“以热引热”，散风祛邪的作用。恢复期和后遗症期可起到温通经络、扶助正气的作用。药火针中艾火有通行血脉的功效，如《灵枢·刺节真邪》云：“火气已通，血脉乃行。”又云：“脉中之血，凝而留止，弗之火调，弗能取之。”说明气血凝涩不畅，非火调治别无良法。由此可以看出，药火针具有通血脉之闭，络脉之滞的功能，并以药物之性能祛除血脉中瘀滞之邪。气血通畅则邪气自散。药火针点刺患侧皮肤、经脉、腧穴处，由皮肤、经脉、腧穴将火热之力及药物燃烧时所产生的药气直接导入人体，从而达到温补经脉阳气、促进气血运行的作用。由于手足三阳经皆上循头面，而中风病位在脑，点刺手足三阳经经脉及其要穴处皮肤可以促进脑部血脉通畅。药火针与毫针联合应用或交替应用可提高临床疗效。中风之中脏腑者，在采用西医学急救病情稳定后可采用此法治疗。中风病恢复应及早配合功能康复训练。

中风的预防，中医学早有论述，如明代李用粹在《证治汇补·中风》中云：“平人手指麻木，不时眩晕，乃中风先兆，须预防之。宜慎起居，节饮食，远房帏，调情志。”所以，临床中要识别中风先兆，及时处理，以预防中风的发生。平时在饮食上宜食清淡易消化之物，忌肥甘厚味、动风、辛辣刺激之品，并禁烟酒，要保持心情舒畅，做到起居有常，饮食有节，避免疲劳，以防卒中和复中。

第七节　面瘫

面瘫是以口、眼向一侧㖞斜为主要症状的一种疾病，又称“口眼㖞斜”“吊线风”。本病相当于西医学的周围性面神经麻痹，最常见于贝尔麻痹。本病可发生于任何年龄，以春、秋季多见。部分患者由于失治、误治或者治疗不及时可留有后遗症。

【病因病机】

本病主要由于汗出受风，劳累后面部着凉，以致风寒、风热之邪乘虚而入，客于头面部；或者正气不足，卫外不固，脉络空虚，加之忧思劳倦后风寒、风热之邪乘虚入侵，客于头面部，致头面部经络阻滞，气血运行受阻，筋脉失养，筋肉纵缓不收而发病。也可因情志不畅、气滞血瘀复感外邪导致面部筋脉失养而发病。该病病机特点为经络瘀滞，其病位在表、在经络、在筋脉、在皮肤腠理，与手足阳明经关系密切、与手足太阳经、手足少阳经也有较大关系。

西医学认为本病主要是由于局部受风或寒冷刺激，引起面神经管及其周围组织的炎症、缺血、水肿或自主神经功能紊乱，局部营养血管痉挛，导致组织水肿，使面神经受压而出现炎症变化。

【诊断要点】

1. 起病突然，以口眼㖞斜为主要特点。

2. 常在醒后发现一侧面部肌肉板滞、麻木、松弛，少数患者出现耳下、耳后完骨处疼痛，逐渐出现患侧面部肌肉瘫痪，额纹消失，眼裂变大，露睛流泪，鼻唇沟变浅或消失，口角下垂歪向健侧。

3. 病侧不能蹙额、皱眉、闭眼、露齿、鼓颊等。少数患者可出现患侧耳道疱疹、舌前2/3味觉减退或消失、听觉过敏等症。

4. 病程迁延日久，可因患侧肌肉出现挛缩，口角反牵向患侧，甚至出现面肌痉挛，形成“倒错”现象。

5. 肌电图检查：肌电图可表现为异常（多表现为单相波或无动作电位，多相波减少，甚至出现纤颤电位和正锐波）。

6. 颅脑CT平扫示无异常（与中枢性面瘫相鉴别）。

【辨证分型】

1. 风寒袭络

突然口眼㖞斜，眼睑闭合不全，舌淡，苔薄白，脉浮紧。面部多有受凉史，如迎风睡眠或电风扇对着一侧面部吹风过久等。

2. 风热袭络

突然口眼㖞斜，眼睑闭合不全，多继发于感冒发热，常伴有外耳道疱疹，或咽部有感染史，舌红，苔黄或黄腻，脉浮数。

3. 风痰阻络

突然口眼㖞斜，眼睑闭合不全，或面部抽搐，颜面麻木作胀，伴有头重如蒙，胸闷或呕吐痰涎，舌胖大，苔白腻，脉弦滑。

4. 气虚血瘀

多见于恢复期或病程较长的患者，口眼㖞斜，眼睑闭合不全日久不愈，面肌时有抽搐，头晕，肢体困倦无力，舌淡紫，苔薄白，脉细弱或细涩。

【治疗】

1. 治则

疏风通络，濡养筋脉。以手足阳明经穴为主，手足太阳、少阳经穴为辅。

2. 取穴

主穴：翳风、风池、地仓、颊车、下关、阳白、四白、太阳、合谷、三阴交、太冲。

配穴：风寒加外关；风热加尺泽、曲池；体虚加足三里；鼻唇沟平坦加迎香；人中沟㖞斜加水沟。

3. 操作方法

（1）急性期（1 周）毫针刺法：1 周之内取健侧面部地仓、颊车、下关、阳白、四白、合谷（双侧）、三阴交（双侧）、太冲（双侧）；1 周之后逐渐加用患侧面部穴位。留针 30 分钟，每日 1 次或隔日 1 次，10 次一个疗程。

（2）急性期（1 周）药火针治疗，可点刺四肢手足阳明经经脉及手足太阳经经脉及其要穴处皮肤，发病 1 周之后可轻微点刺患侧额部及面颊部皮肤处。将制作好的小药包用菜子油浸透，套穿在药火针针体上，药包距针尖 5 ～ 6cm，把小药包中油挤干（防止小药包燃烧时药包中油掉在皮肤上烫伤皮肤）。

（3）治疗部位常规消毒，将小药包点燃至针热，火焰稳定后点刺所选经脉及其要穴处皮肤处。操作时动作要轻巧、快捷、均匀，连续操作直至小药包燃烧完毕，一次治疗结束。隔日1次。5次一个疗程。

（4）药火针与毫针可交替使用或联合应用，具体视患者病情而定。

【典型病案】

张某，男，30岁，2019年4月16日初诊。

患者口眼㖞斜2月余。

2个月前患者无明显原因出现口眼㖞斜，左眼睑闭合不全、流泪，饮水时左侧口角漏水，进食困难，当时在某医院诊治，诊断为“周围性面神经麻痹”，经中西医治疗症状无明显改善，遂来我院针灸治疗。刻下：患者左侧面部肌肉瘫痪，额纹消失，眼裂变大，露睛，鼻唇沟变浅，口角下垂歪向右侧，病侧不能蹙额、皱眉、闭目、露齿、鼓腮，伴有神疲乏力，纳差，二便尚可。舌质暗淡，边有齿痕，苔薄白，脉细弱。辨证为气虚血瘀，经络痹阻。治宜益气活血，祛瘀通络。用药火针轻轻点刺左额部，左侧面颊部皮肤及手足阳明经、手足太阳经经脉及其要穴处皮肤，隔日1次。同时配合毫针刺地仓、颊车、下关、阳白、四白、合谷、足三里、三阴交、太冲，平补平泻，留针30分钟，隔日1次。药火针与毫针交替运用。治疗1个月后面瘫明显好转，因患者要去外地工作，遂改为中药继续调理治疗1月余。患者面瘫基本恢复。

【按语】

面瘫的发生多与风、寒、热、虚有关。常因汗出受风，劳累后面部着凉，以致风寒、风热之邪乘虚而入，客于头面部；或正气不足，卫外不固，脉络空虚，加之忧思劳倦后风寒、风热之邪乘虚入侵，客于头面部，致头面部经络阻滞，气血运行受阻，筋脉失养，筋肉纵缓不收而发病。或因情志不畅、气滞血瘀复感外邪导致面部筋脉失养而发病。

针灸治疗面瘫疗效确切，针灸越早，疗程就越短，后遗症也越少。取穴以手足阳明经穴为主，手足太阳经、手足少阳经穴为辅。早期毫针刺面部宜取健侧穴位，并配合远端取穴，一周之后逐渐加用患侧穴位；药火针治疗，一周之内宜点刺四肢手足阳明经、手足太阳经经、手足少阳经经脉及其要穴处皮肤，一周之后可轻轻点刺患侧额部及口颊部皮肤处。在眼部，足太阳膀胱经筋为“目上冈”，足阳明胃经筋为“目下冈”，眼睑不能闭合为足太阳、足阳明经筋功能失调所致；口颊部主要为手太阳、手足阳明经筋所主，口歪主要为此三条经筋功能失调所致。因此，药火针点刺手足阳明经、手足太阳经、手足少阳经经脉处皮肤可以祛风散邪，通经活络，点刺患侧额部及面颊部皮肤处具有祛风散邪，直达病所的作用。药火针与毫针交替使用或联合运用，可以提高疗效，缩短疗程。

对于顽固性面瘫，或因早期失治、误治而留有后遗症者，除用中药辨证施治外，宜针灸、药火针联合治疗或交替运用。

面瘫患者一定要注意面部保暖，避免受寒冷刺激；预防眼部感染；要保证充足的休息，防止劳累过度；饮食宜清淡，情志要舒畅。

第八节 面痛

面痛是指以眼、面颊部出现放射性、烧灼样抽掣疼痛为主要症状的一种疾病，多发于一侧，发病年龄多在40岁以上，女性患者较多。

西医学的三叉神经痛属于本病范畴。

【病因病机】

面痛多与外邪侵袭、情志不调、阳明火盛、气血运行不畅有关。风寒之邪袭于阳明、太阳经脉，寒性收引，凝滞筋脉，面部经络（阳明、太阳经脉）气血痹阻，不通则痛，故发生面痛；或风热毒邪浸淫面部，面部气血运行不畅，经络痹阻而致面痛；或情志不调，肝郁化火，上犯面部筋脉；或素有蕴热，胃热熏蒸，阳明火盛，侵淫筋脉；或久病入络，或有外伤史，致气滞血瘀，均可导致面部经络气血痹阻而发生面痛。

【诊断要点】

1. 面部疼痛突然发作，呈刀割样、针刺样、电灼样、撕裂样疼痛。每次持续时间仅数秒或1～2分钟，发作次数不定，间歇期无任何症状。

2. 有阵发性、短暂性、反复发作的疼痛史，发作突然，无先兆。

3. 疼痛可因情绪紧张、进食、洗脸、刷牙、说话、受风等因素刺激而发作。常有一“扳机点”，触之即痛，多在唇、鼻翼、眉及口腔内等处。发作时常伴有同侧眼或双侧眼流泪及流口水，痛时偶有面部肌肉抽搐。

4. 疼痛多发于一侧面部，局限于一侧三叉神经一支或多支分布区，以二、三支区多见。两侧疼痛者少见。

5. 疼痛呈周期性发作，发作期间可持续数周至数月，而缓解期则长短不一，可为数日至数年不等。

6. 排除肿瘤等其他原因所致的面痛。

【辨证分型】

1. 风寒袭络

疼痛为阵发性抽掣样痛，痛势剧烈，面色苍白，遇冷加重，得热则舒，多有面部受寒史，舌淡苔白，脉浮紧。

2. 风热中络

疼痛阵作，为烧灼样或刀割样剧痛，痛时颜面红赤，遇热痛甚，得寒较舒，发热或着急时发作或加重，舌质红，苔薄黄，脉浮数。

3. 阳明火盛

面部阵发性灼热样剧痛，伴有面红目赤，牙龈肿痛，口臭便秘。舌红苔黄，脉滑数。

4. 气滞血瘀

多有外伤史或病程日久，发作时疼痛如锥刺难忍，痛处固定不移，面色晦暗，少气懒言，舌质紫暗或有瘀斑，苔薄，脉细涩。

【治疗】

1. 治则

祛风散邪，疏通经络，活血止痛。以手足阳明经穴位为主，以手足太阳经穴位为辅。

2. 取穴

主穴：阿是穴、听宫、翳风、下关。

配穴：风寒外袭加风池、外关；风热中络加曲池；阳明火盛加内庭；气滞血瘀加太冲、膈俞。

3. 操作方法

（1）将制作好的小药包用菜子油浸透，套穿在药火针针体上，药包距针尖 5 ～ 6cm，把小药包中油挤干（防止小药包燃烧时药包中油掉在皮肤上烫伤皮肤）。

（2）治疗部位常规消毒，将小药包点燃至针热，火焰稳定后点刺所选经脉及穴位处皮肤。操作时动作要轻巧、快捷、均匀，连续操作直至小药包燃烧完毕，一次治疗结束。每日 1 次，3 ～ 5 次为一疗程。

（3）可配合毫针刺所选穴位，用泻法。

【典型病案】

李某，男，58 岁，2019 年 11 月 18 日初诊。

左侧面部阵发性掣痛 1 月余，加重 10 余天。

患者 1 月前无明显原因出现左侧面部阵发性掣痛，当时在某医院诊断为“三叉神经痛”，经静脉输液，对症等治疗无明显效果。近 10 日来疼痛加剧，日发作 7 ～ 8 次，疼痛难忍，坐卧不宁，难以进食、刷牙，遇寒冷则痛甚，得热则舒，舌淡苔薄白，脉浮紧。检查疼痛部位为三叉神经第三支神经分布区域。中医辨证为风寒袭络，经络痹阻。治宜祛风散寒，疏通经络。用药火针点刺疼痛部位皮肤及手太阳经、足阳明经经脉及其要穴处皮肤，1 次治疗结束后患者即感疼痛缓解，次日来诊述，经药火针治疗后疼痛发作 3 次，且疼痛较前明显减轻，连续药火针治疗3次疼痛基本消失，为巩固疗效再针2次，疼痛完全消失。半年后随访，病情未复发。

【按语】

面痛属于顽固难治性疾病，针刺有一定疗效，但药火针疗法见效快，疗效佳。本病的发生多与外邪侵袭、情志不调、阳明火盛、气血运行不畅有关，其病机特点在于经络气血痹阻。临证要详细询问病史，排除肿瘤等其他原因。

药火针治疗面痛，用药火针点刺阿是穴、手足阳明经、手足太阳经经脉及要穴处皮肤，主要是由于其与病变部位密切相关。足阳明经脉：起于鼻……下循鼻外，入上齿中，还出夹口，环唇，下交承浆，却循颐后下廉，出大迎，循颊车，上耳前，过客主人，循发际，至额颅。手阳明经脉：其支者，从缺盆上颈，贯颊，入下齿中；还出夹口，交人中，左之右，右之左，上夹鼻孔。足太阳经脉：起于目内眦，上额，交颠。手太阳经脉：其支者，从缺盆循颈，上颊，至目锐眦，却入耳中。其支者，别颊上，抵鼻，至目内眦。从三叉神经的分布来看，眼支痛与足太阳经密切相关，上颌痛与手足阳明经密切相关，下颌痛与手太阳经、足阳明经密切相关，因此点刺病变部位皮肤及其经脉要穴处可直达病所，祛风散邪，疏通经络，活血止痛。

面痛（三叉神经痛）早期常被误诊为牙痛，所以要注意本病的疼痛特点，避免误诊。患者要起居有常，注意保暖；避免精神紧张和情绪过激；忌食生冷辛辣等刺激性食物。

第九节　面瞤

面瞤是以阵发性、不规则的一侧面部肌肉不自主抽搐为特点的病证，又称“面风”“筋惕肉瞤”。本病相当于西医学的面肌痉挛。

【病因病机】

本病的发生多因正气不足，脉络空虚，腠理不固，风寒之邪入中面部少阳、阳明之经，致使面部经络痹阻，或邪郁化热，壅遏经脉，气血运行不畅，肌肉筋脉失于濡养，筋脉拘急而抽搐；或因情志不畅，肝气郁结，气机阻滞，日久则面部气血运行受阻而发抽搐；或肝郁化火，火极生风，风火相煽而发；或精神长期紧张、过度劳累，气血阴液受损，阴血不足，不能上荣于面而致阴虚风动。

【诊断要点】

1. 多为中年后起病，女性多与男性。

2. 一侧面部肌肉阵发性不自主的抽搐，抽搐一般先从一侧眼睑开始，后逐渐缓慢扩散到一侧面部、口角，严重者可累及同侧颈部。少数患者病程日久可出现患侧面肌轻度瘫痪。

3. 抽搐的轻重程度不等，情绪、劳累、精神因素等可使症状加重，不能自行控制，入睡后则停止。

4. 神经系统检查无阳性体征。

【辨证分型】

1. 风寒外袭

面部拘紧明显，抽搐时呈痉挛状，遇风寒则加重，得热则舒，多有感受风寒史。舌淡，苔薄白，脉浮紧。

2. 风热阻络

面部拘挛抽搐，伴有面红目赤，流泪，心烦口渴，小便黄，大便干，舌红，苔薄黄，脉浮数。

3. 气血亏虚

面部肌肉跳动，时有麻木，体倦乏力，多梦，每因劳累后而加重。舌淡或边有齿痕，苔薄白，脉沉细弱。

4. 虚风内动

颜面抽搐，或麻木弛缓，伴有头痛头晕，肢体麻木，心烦耳鸣，或有腰膝酸软，或有面红目赤。舌红少苔，脉弦细。

【治疗】

1. 治则

祛风散邪，调理气血，疏通经络。以手足阳明经、少阳经穴位为主。

2. 取穴

主穴：阿是穴、攒竹、太阳、合谷、三阴交、太冲。

配穴：风寒袭络加外关；风热阻络加曲池；虚风内动加三阴交、太溪；气血亏虚加足三里。

3. 操作方法

（1）将制作好的小药包用菜子油浸透，套穿在药火针针体上，药包距针尖 5 ~ 6cm，把小药包中油挤干（防止小药包燃烧时药包中油掉在皮肤上烫伤皮肤）。

（2）治疗部位常规消毒，将小药包点燃至针热，火焰稳定后点刺病变部位及所选经脉要穴处皮肤，操作时动作要轻巧、快捷、均匀，连续操作直至小药包燃烧完毕，一次治疗结束。

每日1次，或隔日1次，2～3次为一疗程，具体视患者情况而定。

（3）可配合毫针刺所选穴位，平补平泻法。

【典型病案】

赵某，女36岁，2019年8月21日初诊。

左眼睑抽动2年余。

2年前由于工作不顺，情志不畅而致左眼睑时有跳动，当时未做治疗，1年前症状加重，发作频繁，在外院诊断为“面肌痉挛”，经中西医治疗效果不佳。近日来由于精神紧张加之劳累过度，症状明显加重，抽动范围扩大到左面颊部，严重时左眼睁开困难，伴有睡眠不佳，食纳可，二便如常。查体：一般状况尚可，左面部阵发性、不规则抽动，幅度时大时小，左眼裂变小，口角略向左侧歪斜。舌暗淡苔薄白，脉弦滑。辨证为肝郁气滞，气血痹阻，筋脉失养。治宜调理气血，疏通经络。用药火针轻轻点刺阿是穴、手足阳明经、手足少阳经经脉及其要穴处皮肤，治疗1次结束后患者即感面部轻松且有舒适感。隔日患者来诊述抽搐次数明显减少，抽搐频率、幅度均明显好转。继续药火针治疗3次后症状完全消失。因用药火针连续点刺面部皮肤，恐对面部皮肤有伤害，所以为巩固疗效，改为毫针刺合谷、三阴交、太溪、太冲3次，行平补平泻手法。半年后随访，病情未复发。

【按语】

面瞤相当于西医学的面肌痉挛。《备急千金要方》中云：“夫眼瞤动，口唇动，偏㖞，皆风入脉。”《圣济总录·诸风门》指出：“肌肉瞤动，命曰微风，盖邪搏分肉，卫气不通，阳气内鼓，故肌肉瞤动，然风之入脉，善行数变，亦为口眼瞤动偏㖞之病也。”上述经文说明面肌痉挛的发生与风邪关系密切。风为阳邪，善行数变，动摇不定，常易侵袭人体头面。“风”有外风、内风之分，外风多为病因，内风多为本源，而肝风内动是其病机关键，正如《素问·至真要大论》云：“诸风掉眩，皆属于肝。”肝主疏泄，喜调达恶抑郁，若情志不畅，疏泄失职，则肝气郁结，久则面部气血运行不畅；或肝郁化火，火极生风，风火相煽，风阳上扰而发生面部抽搐。肝藏血、主筋，若肝血虚或肝肾阴虚，水不涵木，阴液亏少，筋脉失荣，虚风内动也可导致面肌痉挛。因此，面肌痉挛的发生多与正气不足、情志不畅、精神紧张关系密切，多由外感风寒或风热引发或加重。

药火针治疗面瞤，用药火针点刺阿是穴、手足阳明经、手足少阳经经脉及其要穴处皮肤，主要是由于病变部位在这两经的分布区域内。足阳明经脉：起于鼻……下循鼻外，入上齿中，还出夹口，环唇，下交承浆，却循颐后下廉，出大迎，循颊车，上耳前，过客主人，循发际，至额颅。手阳明经脉：其支者，从缺盆上颈，贯颊，入下齿中；还出夹口，交人中，左之右，右之左，上夹鼻孔。足少阳经脉：起于目锐眦，上抵头角，下耳后，循颈……其支者，从耳后入耳中，出走耳前，至目锐眦后。其支者，别锐眦……下加颊车，下颈……。手少阳经脉：其支者……上颈……直上出耳上角，以屈下颊至。其支者……出走耳前……交颊，至目锐眦。而且阳明经多气多血，少阳经多气少血，均与人体气血有着密切的关系。药火针点刺病患部位皮肤直达病所，疏通经络，祛风散邪；点刺手足阳明经、手足少阳经经脉要穴处皮肤，既可以调理气血，扶助正气，也可以通经活络。毫针刺：合谷为手阳明经原穴，善治头面诸疾，“面口合谷收”。因面肌痉挛的发生多与正气不足，情志不畅，精神紧张关系密切。足三里为足阳明经合穴，具有扶助正气的作用；阳陵泉为八会穴之一，筋会阳陵泉可以疏通经脉气血；三阴交调理肝脾肾，疏肝理气。诸穴共奏扶助正气、调理气血、疏通经络之功效。

药火针治疗面瞤疗效确切，而且恢复快，若治疗2～3次能痊愈者，单独用药火针即可；若2～3次减轻不能痊愈者，可与毫针交替运用，以免长时间用药火针对面部皮肤有所伤害（若面部表皮有轻度损伤，2～3天后可自行恢复）。

治疗期间，患者要保持良好的心情，注意休息，防止过度劳累，注意面部保暖，避免感受风寒，饮食宜清淡。若病程过长，疗效不佳者，可考虑手术治疗。

第十节　胃痛

胃痛，又称胃脘痛，是以上腹胃脘部近心窝处疼痛为主症的病证。现代西医学中急慢性胃炎、胃溃疡、十二指肠溃疡、胃痉挛、功能性消化不良等病以上腹疼痛为主要症状者，均属于中医学胃痛范畴。

【病因病机】

胃痛的发生，主要由外邪犯胃、饮食伤胃、情志不畅或脾胃虚弱等导致胃气郁滞，胃失和降，不通则痛。

1. 外邪犯胃

外感寒、湿、热诸邪，内客于胃，皆可导致胃脘气机郁滞，不通则痛。其中尤以寒邪为多，如《素问·举痛论》云："寒气客于肠胃之间，膜原之下，血不得散，小络急引故痛。"

2. 饮食伤胃

饮食不节，损伤脾胃，胃气壅滞，致胃失和降，不通则痛。《医学正传·胃脘痛》曰："致病之由，多由纵恣口腹，喜好辛酸，恣饮热酒……复食寒凉生冷，朝伤暮损，日积月深……故胃脘疼痛。"

3. 情志不畅

忧思恼怒，损伤肝脾，肝失疏泄，疏泄失职，横逆犯胃，脾失健运，胃气阻滞，均可致胃失和降而发胃痛。气滞日久或久痛入络，可致胃络血瘀。如《临证指南医案·胃脘痛》中述："胃痛久而屡发，必有凝痰聚瘀。"

4. 素体脾虚

脾胃素虚，运化失职，气机不畅，或中阳不足，中焦虚寒，失于温养而发胃痛。

胃痛早期由外邪、饮食、情志所伤者，多为实证，后期常为脾胃虚弱，或夹湿、夹瘀等，多为虚实夹杂。

【诊断要点】

1. 以上腹胃脘部近心窝处发生疼痛为特征，其疼痛有胀痛、刺痛、隐痛、剧痛等不同的性质。

2. 常伴有食欲不振、恶心呕吐、嘈杂泛酸、嗳气吞腐等上消化道症状。

3. 多有反复发作史，发病前多有明显的诱因，如感受寒凉、情志不畅、劳累过度、饮食不节等。查体可见上腹部有压痛。

4. 胃镜检查可明确诊断。

5.B 超、CT 等检查排除肝、胆、脾、胰等病变所引起的上腹胃脘部疼痛。

【辨证分型】

1. 寒邪客胃

胃痛突然发作，恶寒喜暖，得温痛减，遇寒加重，口淡不渴，或喜热饮，舌淡，苔薄白，脉弦紧。

2. 饮食伤胃

胃脘疼痛，胀满拒按，嗳腐吞酸，或呕吐不消化的食物，其味腐臭，吐后痛减，不思饮食，得矢气及便后稍舒，舌苔厚腻，脉滑。

3. 脾胃湿热

胃脘疼痛，脘闷灼热，口干口苦，口渴而不欲饮水，纳呆恶心，舌红，苔黄腻，脉滑数。

4. 肝气犯胃

胃脘胀痛，痛连两胁，每因情志不畅而痛作或痛甚，嗳气、矢气则舒，胸闷嗳气，喜长叹息，舌苔多薄白，脉弦。

5. 瘀阻胃络

胃脘疼痛，如针刺，似刀割，痛有定处，按之痛甚，舌质紫暗或有瘀斑，脉涩。

6. 胃阴亏虚

胃脘隐隐灼痛，似饥而不欲食，口燥咽干，乏力消瘦，大便干燥，舌红少苔，脉细数。

7. 脾胃虚寒

胃痛隐隐，绵绵不休，喜温喜按，空腹痛甚，得食则缓，每因劳累而发作或加重，泛吐清水，神疲纳呆，四肢倦怠，手足不温，大便溏薄，舌淡苔白，脉沉细弱。

【治疗】

1. 治则

理气和胃止痛。以任脉、足阳明经、手厥阴经穴位为主。

2. 取穴

主穴：中脘、内关、足三里。

配穴：脾胃湿热者加阴陵泉；肝气犯胃者加阳陵泉、太冲；瘀阻胃络者加膈俞、肝俞；脾胃虚寒者加关元、气海；胃阴不足者加三阴交、内庭。

3. 操作方法

（1）将制作好的小药包用菜子油浸透，套穿在药火针针体上，药包距针尖 5 ～ 6cm，把小药包中油挤干（防止小药包燃烧时药包中油掉在皮肤上烫伤皮肤）。

（2）治疗部位常规消毒，将小药包点燃至针热，火焰稳定后点刺所选经脉及其要穴位皮肤处，操作时动作要轻巧、快捷、均匀，连续操作直至小药包燃烧完毕，一次治疗结束。每日 1 次，5 次为一疗程。

（3）可联合毫针刺，实证用泻法，虚证用补法。

（4）也可药火针与毫针交替应用。

【典型病案】

肖某，女，49 岁，2019 年 3 月 4 日初诊。

胃脘部疼痛反复发作约 10 年，加重 5 天。

近10年来胃脘部疼痛每因饮食不慎或受寒凉而发作，曾在当地医院做胃镜检查，诊断为“慢性萎缩性胃炎”，经服中西药治疗，症状有所缓解，但停药后稍有不慎则病情复发，5天前又因饮食不慎，复感风寒而胃痛发作。刻下：胃痛隐隐，绵绵不休，喜温喜按，按之痛缓，伴有倦怠乏力，手足不温，大便溏薄，小便如常。舌淡苔薄白，脉细弱。辨证为脾胃虚寒。治宜温中健脾，和胃止痛。用药火针点刺任脉、足阳明经经脉及其要穴如中脘、下脘、关元、气海皮肤处，1次治疗结束后患者即感胃痛基本消失。1周后又因饮食不当，加之午休时受寒胃痛发作而来就诊，继续给予药火针治疗，每日1次，连续治疗5次后胃痛完全消失。因患者病程较长，反复发作，为巩固疗效，嘱患者继续药火针治疗5次，隔日1次。治疗结束后患者一切恢复正常，2月后随访，病情未复发。

【按语】

胃痛多由外感寒邪、饮食不调、情志不畅、脾胃虚寒等病因而引发。起病初期，病因单一，病变比较单纯。日久则多种病因相互作用，病情复杂。病位在胃，与肝脾等脏关系密切。虽然引起胃痛的病因较多，病机演变亦较复杂，但胃气郁滞，失于和降是胃痛的主要病机。胃痛初期，病变脏腑单一，久则累及多个脏腑。寒凝、气滞、热郁、湿阻、血瘀等多属实证，脾胃虚寒、胃阴不足多为虚证。治疗以理气和胃止痛为原则。

药火针治疗胃痛，用药火针点刺任脉、手厥阴经、足阳明经及相关经脉要穴处皮肤，直达病所，既可以迅速温通胃部经脉，振奋脾胃阳气，改善其运化、升降功能；又能散寒除湿泄热，行气化瘀。所以对实证、虚证皆有良好的疗效。内关既为八脉交会穴，又为手厥阴经的络穴，络于少阳三焦，少阳为气机之枢纽，故内关可宽胸解郁，调畅气机，和胃止痛；足三里疏通胃气以升清降浊；阳陵泉、太冲平肝气、泻肝火。

药火针治疗胃痛疗效好，见效快，特别对寒邪客胃证有立竿见影之效。在预防调护上，患者平素要养成有规律的生活与饮食习惯，忌暴饮暴食、烟酒、辛辣刺激性的食物。胃痛发作期，以清淡易消化的食物为宜，忌粗糙多纤维饮食。同时要保持乐观的情绪，劳逸结合，避免过度劳累与紧张。早期宜做胃镜检查以明确诊断。

第十一节　痞满

痞满是指以胃脘部痞塞，胀满不适，触之无形，按之柔软，压之无痛为主要表现的病证，又称胃痞。西医学的慢性胃炎（包括浅表性胃炎和萎缩性胃炎）、功能性消化不良等疾病，若出现以上腹部胀满不适为主症时，均可按痞满论治。

【病因病机】

痞满的发生主要是由于感受外邪、内伤饮食、情志失调等导致中焦气机不利，脾胃升降失职所致。

1. 感受外邪

外感六淫之邪，表邪入里，或误下伤中，邪气乘虚内陷，结于胃脘，阻塞中焦气机，升降失司，遂成痞满。如《伤寒论》云："脉浮而紧，而复下之，紧反入里，则作痞，按之自濡，但气痞耳。"

2. **内伤饮食**

饮食不节，暴饮暴食，或恣食生冷寒凉，或过食肥甘厚味损伤脾胃，纳运无力，以致饮食停滞或痰湿中阻而发痞满。

3. **情志失调**

抑郁恼怒，情志不遂而致肝气郁结，疏泄失职，肝气横逆乘脾犯胃，脾胃升降功能失常，或忧思伤脾，脾气受损，运化不力，胃腑失和，气机不畅，发为痞满。如《景岳全书·痞满》云："怒气暴伤，肝气未平而痞。"

【诊断要点】

1. 临床以胃脘痞塞，满闷不舒为主症，并有按之柔软，压之不痛，望无胀形的特点。

2. 发病缓慢，时轻时重，反复发作，病程漫长。

3. 常因饮食、情志、寒温、起居等因素而诱发。

4. 胃镜、B 超、CT 检查排除胃溃疡、胃肿瘤及肝胆疾病。

【辨证分型】

1. **饮食内停**

脘腹痞闷而胀，进食尤甚，拒按，嗳腐吞酸，恶食呕吐，或大便不调，矢气频作，味臭如败卵，舌苔厚腻，脉滑。

2. **痰湿中阻**

脘腹痞满不舒，胸膈满闷，身重困倦，呕恶纳呆，口淡不渴，小便不利，舌苔白厚腻，脉沉滑。

3. **湿热阻胃**

脘腹痞闷，或嘈杂不舒，恶心呕吐，口干不欲饮，口苦纳少，舌红苔黄腻，脉滑数。

4. 肝胃不和

脘腹痞闷，胸胁胀满，心烦易怒，善太息，呕恶嗳气，或吐苦水，大便不爽，舌淡红，苔薄白，脉弦。

5. 脾胃虚弱

脘腹痞满，时轻时重，喜暖喜按，纳呆便溏，神疲乏力，少气懒言，舌淡苔薄白，脉细弱。

6. 胃阴不足

脘腹满闷，嘈杂不舒，饥而不欲食，嗳气泛酸，口燥咽干，大便秘结，舌红少苔，脉细数。

【治疗】

1. 治则

调和脾胃，行气消痞。以任脉、足阳明经穴位为主，以足太阴经、足厥阴经穴位为辅。

2. 取穴

主穴：上脘、中脘、下脘、天枢、内关、足三里。

配穴：饮食内停加梁丘；肝胃不和者加阳陵泉、太冲；脾胃虚弱者加关元、气海；痰湿中阻者加阴陵泉、丰隆；胃阴不足者加三阴交。

3. 操作方法

（1）将制作好的小药包用菜子油浸透，套穿在药火针针体上，药包距针尖 5 ～ 6cm，把小药包中油挤干（防止小药包燃烧时药包中油掉在皮肤上烫伤皮肤）。

（2）治疗部位常规消毒，将小药包点燃至针热，火焰稳定后点刺所选经脉及其要穴皮肤处，操作时动作要轻巧、快捷、均匀，连续操作直至小药包燃烧完毕，一次治疗结束。每日 1

次，5 次为一疗程。

（3）可联合毫针刺所选穴位，实证用泻法，虚证用补法。

（4）药火针配合毫针与否，具体视患者病情而定。

【典型病案】

王某，女，53 岁，2019 年 4 月 12 日初诊。

胃脘胀满不适 5 年余，加重 1 年余。

5 年余前无明显诱因出现胃脘部胀满不适，以餐后为甚，伴有嗳气泛酸，不思饮食，得暖则舒，遇寒加重，当时用中西药治疗，症状有所缓解，但停药后稍有不慎则病情复发。1 年余前，上述症状又因进食寒凉食物加之劳累、工作压力大而逐渐加重，遂来诊治。刻下：胃脘胀满不适，餐后为甚，遇寒加重，伴有嗳气、泛酸，胸闷善太息，不思饮食，少气乏力，大便不爽，舌淡苔薄白，脉弦细弱。诊断为“痞满”。辨证为脾胃虚弱，中焦气机郁滞。治宜健脾益气，疏调气机。用药火针点刺任脉、足太阴脾经、足厥阴肝经、足阳明胃经经脉及其要穴如上脘、中脘、天枢、内关等处皮肤，1 次治疗结束后患者即感胃脘胀满不适明显减轻，继续治疗，每日 1 次，5 次为一个疗程，一个疗程结束后休息 2 天，再进行第 2 个疗程，共治疗 3 个疗程，患者诸症完全消失。3 个月后随访，患者无任何不适。

【按语】

痞满是临床上常见的病证，以胃脘痞塞、满闷不痛、按之软而无物、外无胀形为主要表现。其发生多由感受外邪、内伤饮食、情志失调等导致中焦气机不利，脾胃升降失职所致。痞满病位虽在胃，但与肝、脾关系密切。

药火针治疗痞满，用药火针点刺胃脘部上脘、中脘、下脘处皮肤直达病所，可以使毛孔开放，放开门路使邪外出。正如《灵枢·刺节真邪》所言：“为开道乎辟门户，使邪得出病乃已”，又能直接温通胃部经脉，振奋脾胃阳气，改善其运化、升降功能。药火针点刺足太阴脾经、足厥阴肝经、足阳明胃经经脉及其要穴处皮肤，因痞满的病位在胃，与肝、脾关系密切，点刺经脉要穴处皮肤，通过皮部直接激发经气，鼓舞气血运行，从而达到调理中焦气机，疏肝健脾和胃之功效。内关既为八脉交会穴，又为手厥阴经的络穴，络于少阳三焦，少阳为气机之枢纽，故内关可宽胸解郁，调畅气机；天枢、足三里为足阳明胃经穴，可疏调胃腑气机；阴陵泉为足太阴脾经合穴，有健脾益气消胀之功，三阴交既是脾经的穴位，又是足三阴经的交会穴，既可健脾益气，又可调肝解郁；太冲可疏肝解郁。诸穴共奏调和脾胃，行气消痞之功。

痞满初期多为实证，久病不愈则耗气伤阴而为虚证，但临床上常表现为本虚标实、虚实寒热夹杂之证。药火针既能温阳扶正疗虚寒，又有疏通经络，除湿泄热，行气化瘀之功，故治疗痞满最为合拍。尽管本病病情迁延反复，但只要坚持治疗，注意饮食清淡、生活规律，情志舒畅，一般预后较好。

第十二节　呃逆

呃逆是指胃气上逆动膈，以气逆上冲，喉间呃呃连声，声短而频，不能自制为主要症状的一种病证。呃逆可单独发生，其症轻微，多持续数分钟至数小时后自愈；亦可继发于其他急慢性疾病，其症多重，可昼夜不停，或间歇发作，迁延数日至数月不愈。呃逆相当于西医学中的膈肌痉挛，而其他疾病如胃肠神经官能症、胃炎、胃扩张、胃癌、脑血管病等所引起的膈肌痉挛均属呃逆范畴。

【病因病机】

呃逆多由饮食不当、情志不遂或正气亏虚所致。

1. 饮食不当

进食太快，过食生冷，或滥服寒凉药物，寒气蕴蓄于胃，胃失和降，胃气上逆，并循手太阴之脉上动于膈，膈间气机不利，气逆上冲而发呃逆。或过食辛辣、醇甘厚味，或过用温补之剂，燥热内生，腑气不行，气逆动膈而发呃逆。

2. 情志不遂

恼怒伤肝，气机不利，横逆犯胃，胃失和降，胃气上逆动膈；或肝郁克脾，或忧思伤脾，运化失职，滋生痰浊；或素有痰饮内停，复因恼怒气逆，逆气夹痰浊上逆动膈而发呃逆。

3. 病后体虚

素体不足，年高体弱，或大病久病，正气未复，或吐下太过，虚损误攻等均可损伤中气，脾胃虚弱，或胃阴不足，胃失和降而发呃逆。或病久及肾，肾气失于摄纳，浊气上乘，上逆动膈而致呃逆。

【诊断要点】

1. 呃逆以气逆上冲，喉间呃呃连声，声短而频，不能自制为主症，其呃声或高或低，或疏或密，间歇时间不定。

2. 常伴有胸膈痞闷、脘中不适、腹胀嗳气、烦躁不安等症状。

3. 多有受凉、饮食不节、情志不畅等诱发因素，起病多较急。

4. 胃肠钡剂X线透视及内窥镜检查有助于明确诊断。

5. 肝、肾功能及B超、CT等检验检查有助于鉴别诊断。

【辨证分型】

1. 胃中寒冷

呃声沉缓有力，胸膈及胃脘不适，得热则减，遇寒更甚，喜食热饮，口淡不渴，舌淡，苔白润，脉迟缓。

2. 胃火上逆

呃声洪亮有力，冲逆而出，口臭烦渴，多喜冷饮，脘腹满闷，大便秘结，小便短赤，舌红，苔黄燥，脉滑数。

3. 气机郁滞

呃逆连声，常因情志不畅而诱发或加重，胸胁满闷，脘腹胀满，嗳气纳减，肠鸣矢气，苔薄白，脉弦。

4. 脾胃阳虚

呃声低长无力，气不得续，泛吐清水，脘腹不适，喜温喜按，手足不温，食少乏力，大便溏薄，舌淡，苔薄白，脉细弱。

5. 胃阴不足

呃声短促而不得续，口干咽燥，烦躁不安，不思饮食，或食后饱胀，大便干结，舌红少苔而干，脉细数。

【治疗】

1. 治则

理气和胃，降逆止呃。以任脉、足阳明经、手厥阴经穴位为主。

2. 取穴

主穴：膻中、中脘、足三里、内关。

配穴：胃寒气逆者梁门；胃火上逆者加陷谷；气机郁滞者加期门、太冲；脾胃虚弱者加气海、关元；胃阴不足者加三阴交、太溪。

3. 操作方法

（1）将制作好的小药包用菜子油浸透，套穿在药火针针体上，药包距针尖 5 ～ 6cm，把小药包中油挤干（防止小药包燃烧时药包中油掉在皮肤上烫伤皮肤）。

（2）治疗部位常规消毒，将小药包点燃至针热，火焰稳定后点刺所选经脉及其要穴处皮肤，操作时动作要轻巧、快捷、均匀，连续操作直至小药包燃烧完毕，一次治疗结束。每日 1 次，5 次为一疗程。

（3）可配合毫针刺所选穴位，实证用泻法，虚证用补法。

（4）药火针配合毫针与否，具体视患者病情而定。

【典型病案】

卢某，女，26 岁，2019 年 2 月 14 日初诊。

呃逆反复发作 1 年余，加重 1 月。

1 年前由于受凉后出现呃逆，当时未在意，1 周后症状加重，在外院按“胃炎”治疗症状缓解，但此后常因受凉而发作或加重，夜间常因呃逆频繁而难以入睡。1 月前又因受寒出现呃逆加重，经中西医治疗无明显效果，遂来诊治。刻下：呃逆频繁，呃声沉缓有力，胃脘胀满不适，得热则减，遇寒更甚，嗳气纳减，入睡困难，舌淡，苔白润，脉弦细。诊断为呃逆，辨证为寒邪郁滞，胃失和降，治宜散寒解郁，和胃降逆。用药火针点刺任脉、足阳明经、足厥阴经经脉及其要穴如膻中、上脘、中脘、下脘、内关、足三里、太冲处皮肤，治疗2次后呃逆明显减轻，继续治疗3次呃逆基本消失。因患者病程较长，思想负担较重，心情郁闷，担心复发，继续药火针治疗2次而病愈。

【按语】

呃逆多由饮食不当、情志不遂或正气亏虚所致。病位在膈，病变的关键脏腑在胃，与肝、脾、肾有关。基本病机是胃失和降，膈间气机不利，胃气上逆动膈。

治疗呃逆，用药火针点刺胸部膻中及胃脘部上脘、中脘、下脘处皮肤直达病所，既可以使毛孔开放，放开门路使邪外出，又能直接温通胸膈部及胃部经脉，振奋脾胃阳气，改善其运化、升降功能。胃居膈下，其气以降为顺。胃气上逆，可使膈间气机不畅，逆气上冲而发生呃逆，故点刺足阳明胃经经脉要穴处皮肤以理气和胃，降逆止呃。点刺足太阴脾经、足厥阴肝经、足太阴肾经经脉要穴处皮肤，因胃之和降有赖于脾之健运、肝之调达、肾之摄纳。点刺所选经脉要穴处皮肤，通过皮部既可直接激发经气，鼓舞气血运行，又能散寒除湿泄热，行气化瘀，从而达到理气和胃，降逆止呃之功效。内关既为八脉交会穴，又为手厥阴经的络穴，络于少阳三焦，少阳为气机之枢纽，故内关可宽胸解郁，调畅气机；足三里为足阳明胃经穴，可疏调胃腑气机；三阴交既是脾经的穴位，又是足三阴经的交会穴，既可健脾益气，又能调肝补肾；太冲可疏肝解郁，泻肝火。诸穴共奏理气和胃，降逆止呃之功效。

呃逆有实证、虚证之分，实证多因寒凝、火郁、气滞、痰阻致胃失和降；虚证多由脾肾阳虚或胃阴不足所致。临床亦有虚实夹杂者。临证应分清寒热虚实。药火针既能温阳扶正疗虚寒，又有疏通经络，散寒泄热，行气化瘀之功，故用于呃逆的治疗疗效确切。若呃逆见于严重疾病过程中，则预后不良。

呃逆患者应保持情志舒畅，避免暴怒、过喜等不良情志刺激。注意寒温适宜，避免外邪侵袭。饮食清淡，忌食生冷、辛辣、肥甘厚味。发作时应进易消化的食物。

第十三节　腹痛

腹痛是指以胃脘以下、耻骨毛际以上部位发生疼痛为主要症状的一种疾病。可见于多种脏腑疾患，如痢疾、泄泻、肠痈、肿瘤、妇科经带病证等。本节仅论述内科功能性和轻度炎症性疾患。西医学的肠易激综合征、消化不良、胃肠痉挛等属于本病范畴。

【病因病机】

腹痛多因感受外邪、饮食所伤、情志失调及素体阳虚等，导致气机阻滞、脉络痹阻或筋脉失养而发生。

1. 外感时邪

外感风、寒、暑、热、湿邪，侵入腹中，均可引起腹痛。风寒之邪直中经脉则寒凝气滞，经脉受阻，不通则痛。若伤于暑热，或寒邪不解，郁而化热，或湿热壅滞，可致气机阻滞，腑气不通而发生腹痛。

2. 饮食不节

暴饮暴食，饮食停滞，纳运无力；过食肥甘厚腻或辛辣食物，酿生湿热，蕴蓄胃肠；或恣食生冷，寒湿内停，中阳受损，均可损伤脾胃，腑气通降不利而发生腹痛。

3. 情志失调

情志不遂，肝失调达，气机不畅，气机阻滞而发生腹痛；若气机郁滞日久，血行不畅，气滞血瘀而腹痛。

4. 阳气素虚

素体脾阳亏虚，虚寒中生，渐致气血生成不足，脾阳虚衰，不得温养而致腹痛，甚或病久肾阳不足，相火失于温煦，脏腑虚寒，腹痛日久不愈。

5. 瘀血内阻

跌仆损伤，络脉瘀阻，或腹部手术后，血络受损，亦可形成腹中血瘀，中焦气机升降不利，不通则痛。

总之，腹中有肝、胆、脾、肾、大小肠、膀胱、胞宫等脏腑，并为足三阴、足少阳、手足阳明、冲、任、带等经脉循行之处，上述诸病因，皆可导致相关脏腑功能失调，使气血瘀滞，脉络痹阻，不通则痛。

腹痛虽涉及脏腑与经络较多，其病理性质不外寒、热、虚、实四端。基本病机为脏腑气机郁滞，气血运行不畅，经脉痹阻，“不通则痛”，或脏腑经脉失养，不荣则痛。

【诊断要点】

1. 凡是以胃脘以下、耻骨毛际以上部位的疼痛为主要表现者，即为腹痛。其疼痛性质各异，若病因外感，突然剧痛，伴发症状明显者，属于急性腹痛；病因内伤，起病缓慢，痛势缠绵者，则为慢性腹痛。临床可据此进一步辨病。

2. 注意与腹痛相关病因，脏腑经络相关的症状。如涉及肠腑，可伴有腹泻或便秘；寒凝肝脉痛在少腹，常牵引睾丸疼痛；膀胱湿热可见腹痛牵引前阴，小便淋沥，尿道灼痛；蛔虫作痛多伴嘈杂吐涎，时作时止；瘀血腹痛常有外伤或手术史；少阳表里同病腹痛可见痛连腰背，伴恶寒发热，恶心呕吐。

3. 根据性别、年龄、婚况，与饮食、情志、受凉等情况，起病经过，其他伴发症状，鉴别何脏何腑受病，明确病理性质。

4. 急性腹痛应做血常规、血尿淀粉酶检验及B超、腹部X线检查等以排除外科急腹症、妇科病及腹部占位性病变。

【辨证分型】

1. 寒邪内阻

腹痛拘急，遇寒痛甚，得热痛减，口淡不渴，形寒肢冷，小便清长，大便清稀或秘结，舌质淡，苔白腻，脉沉紧。

2. 湿热壅滞

腹痛拒按，胀满不舒，烦渴引饮，大便秘结或溏滞不爽，潮热汗出，小便短赤，舌红，苔黄腻，脉滑数。

3. 饮食积滞

脘腹胀满，痛处拒按，嗳腐吞酸，厌食呕恶，痛而欲泻，泻后痛减，或大便秘结，舌苔厚腻，脉滑。

4. 肝郁气滞

腹痛胀闷，痛无定处，痛引少腹，或兼痛窜两胁，时作时止，得嗳气或矢气则舒，遇忧思恼怒则剧，舌红，苔薄白，脉弦。

5. 瘀血内停

腹痛较剧，痛如针刺，痛处固定，经久不愈，舌质紫暗，脉细涩。

6. 中脏虚寒

腹痛绵绵，时作时止，喜温喜按，形寒肢冷，神疲乏力，气短懒言，胃纳不佳，面色无华，大便溏薄，舌质淡，苔薄白，脉沉细。

【治疗】

1. 治则

通调腑气，缓急止痛。以任脉、足阳明经、足太阴经、足厥阴经穴位为主。

2. 取穴

主穴：中脘、天枢、气海、足三里、三阴交、太冲。

配穴：寒邪内阻加关元；湿热壅滞加阴陵泉；饮食停滞加内庭；肝郁气滞加肝俞；瘀血内停加血海；中脏虚寒加脾俞、胃俞。

3. 操作方法

（1）将制作好的小药包用菜子油浸透，套穿在药火针针体上，药包距针尖 5 ～ 6cm，把小药包中油挤干（防止小药包燃烧时药包中油掉在皮肤上烫伤皮肤）。

（2）治疗部位常规消毒，将小药包点燃至针热，火焰稳定后点刺所选经脉及其要穴处皮肤。

（3）操作时动作要轻巧快捷均匀，连续操作直至小药包燃烧完毕，一次治疗结束。每日 1 次，5 次为一疗程。

（4）可结合毫针刺所选穴位，补虚泻实；或毫针与药火针交替应用。

【典型病案】

李某，女，48岁，2019年8月15日初诊。

脐腹痛1周，加重1天。

患者1周前因受凉后出现脐腹部疼痛，当时饮热水并用暖水袋热敷腹部后症状缓解，但1周来稍有受寒则感脐腹痛加剧，伴有口淡不渴，形寒肢冷，二便尚可，舌淡，苔白腻，脉沉紧。证属寒邪凝滞，脉络痹阻，治宜散寒温里，理气止痛。给予药火针治疗，用药火针点刺任脉、足阳明经经脉及其要穴如中脘、天枢、关元、气海，足三里处皮肤，1次治疗结束后患者疼痛即止，次日来复诊，患者述腹痛未发作，形寒肢冷亦有改善，再针1次以巩固疗效。

【按语】

腹痛为临床常见病证之一，多因感受外邪、饮食所伤、情志失调及素体阳虚所引起，以脏腑气机阻滞、脉络痹阻，“不通则痛”，或脏腑经脉失养，“不荣则痛”为基本病机，以寒热虚实为辨证纲要。病程中病机变化复杂，往往互为因果，互相转化，互相兼夹。如寒痛缠绵发作，可以郁而化热；热痛日久不愈，可以转化为寒，形成寒热交错之证；实证失治、误治，日久可以转化为虚证。腹痛病位在腹，有脐腹、胁腹、小腹、少腹之分，病变脏腑涉及肝、胆、脾、肾、膀胱、大小肠等。临床应根据不同证候，分辨寒热的轻重、虚实的多少、气血的深浅。治宜通调腑气，缓急止痛。

药火针治疗腹痛有较好的疗效（除外科、妇科急腹症及腹腔占位性疾病），药火针点刺任脉及其要穴处皮肤，可使病变部位毛孔开放，邪气通过毛孔发散而直接排至体外，同时药物燃烧所产生的药力与火力通过毛孔直接激发经气，鼓舞气血运行，温壮脏腑阳气，脏腑功能得以正常运行，从而达到通调腑气，缓急止痛之功；点刺足太阴经、足阳明经经脉要穴处，以振奋脾胃之阳而达温中补虚之效，同时可以温通胃肠功能，使消化和传导功能得以恢复；点刺足厥阴经经脉要穴处可以调畅情志，使气血运行通畅而达行气化瘀之功，如《灵枢·刺节真邪》云："火气已通，血脉乃行。"中脘为胃之募穴、腑之会，足三里为胃之合穴、下合穴，"肚腹三里留"，二者均有调理胃肠气机之功能；天枢为大肠募穴，可通调腑气，三阴交调理足三阴经之气血，通调气机，通则不痛；关元、气海振奋脾胃之阳，合足三里以助消化和传导功能；太冲疏肝理气。腹痛的病因虽复杂，但药火针既发挥了药物的功效，又发挥了针刺和艾灸的功效，既有温阳扶正的作用，又有祛除寒湿，以热泻热，疏通经络，行气化瘀之功能。因此，治疗腹痛取得了较好的疗效。

临床中对腹痛的诊断首先要明确病因，排除外科、妇科急腹症及腹腔内肿瘤所引起的腹痛。若为外科、妇科急腹症和腹腔内肿瘤所致者，应转相应专科进行治疗。对腹痛的预防，平素应饮食有节，忌暴饮暴食及食生冷、不洁之食物。虚寒者宜进热食；热证忌辛辣煎炸、肥甘厚腻之品；食积者宜暂禁食或少食；肝郁气滞者宜保持心情舒畅。

第十四节　泄泻

泄泻又称腹泻，是指以排便次数增多，粪质稀溏或完谷不化，甚至泻出如水样为主症的病证。古有将大便溏薄而势缓者称为泄，大便清稀如水而势急者称为泻，现临床一般统称泄泻。本病相当于西医学的急慢性肠炎、肠易激综合征、吸收不良综合征等疾病。

【病因病机】

泄泻的发生是由感受外邪，饮食不节，情志不调或禀赋不足，久病脏腑虚弱等所致。主要病机为脾虚湿盛，脾胃运化功能失调，肠道分清泌浊、传导功能失司。

1. 感受外邪

外感寒湿暑热之邪均可引起泄泻，其中以感受湿邪最为多见。湿为阴邪，易困脾土。寒邪和暑热之邪，既可侵袭皮毛肺卫，从表入里，使脾胃升降失司，亦能夹湿邪为患，直接损伤脾胃，导致运化失常，清浊不分，引起泄泻。

2. 饮食所伤

过食生冷寒凉之物，寒气伤中，或饮食不洁之物，脾胃受伤，或饮食过饱，食滞不化，或嗜食肥甘厚味辛辣之物，湿热内蕴，均可使脾运失职，升降失调，清浊不分而发生泄泻。

3. 情志失调

情志不畅，忧郁恼怒致肝气郁结，木郁不达，横逆犯脾，或忧思伤脾，土虚木乘，均可使脾失健运，气机升降失常而发生泄泻。如《景岳全书·泄泻》云："凡遇怒气便作泄泻者，必先以怒时夹食，致伤脾胃。”

4. 脾胃虚弱

先天禀赋不足，或素体脾胃虚弱，不能受纳运化水谷，易致泄泻的发生；或久病失治，损伤脾胃，日久伤肾，肾阳亏虚，脾失温煦，运化失职，水谷不化，积谷为滞，湿滞内生而泄泻。

【诊断要点】

1. 大便稀溏或如水样，大便次数增多，每日三五次甚至十数次。

2. 常伴有腹胀、腹痛、肠鸣、纳呆。

3. 起病或急或慢。急性泄泻者起病突然，病程短，多有暴饮暴食或饮食不洁的病史，可伴有恶寒、发热等症。慢性泄泻者起病缓慢，病程较长，反复发作，常因外邪、情志、饮食等因素而诱发。

4. 大便常规可见少许红细胞、白细胞，大便培养致病菌阳性或阴性。

5. 慢性泄泻可行 X 线钡剂灌肠或肠道内镜检查；必要时可做腹部 B 超或 CT 检查以明确诊断。

【辨证分型】

（一）急性泄泻

1. 寒湿困脾

大便清稀甚则如水样，腹痛肠鸣，脘闷食少，或伴有恶寒发热，肢体酸痛，舌淡，苔白腻，脉濡缓。

2. 肠道湿热

泄泻腹痛，泻下急迫，或泻而不爽，粪色黄褐臭秽，肛门灼热，烦热口渴，小便短黄，舌红，苔黄腻，脉滑数。

3. 食滞胃肠

腹痛肠鸣，泻下粪便臭如败卵，泻后痛减，脘腹胀满，嗳腐酸臭，不思饮食，舌苔垢浊厚腻，脉滑。

（二）慢性泄泻

1. 脾胃虚弱

大便时溏时泻，迁延反复，食后脘闷不适，稍进油腻食物则大便次数增多，神疲倦怠，面色萎黄，舌淡苔白，脉细弱。

2. 肾阳虚衰

黎明前脐腹作痛，肠鸣即泻，完谷不化，腹部喜暖，泻后则安，形寒肢冷，腰膝酸软，舌淡苔白，脉沉细。

3. 肝气乘脾

腹痛肠鸣泄泻，泻后痛减，伴有胸胁胀闷，嗳气食少，每因抑郁恼怒或情志不畅而发作，舌淡，苔薄白，脉弦。

【治疗】

1. 治则

急性泄泻：除湿导滞，通调腑气。以足阳明经、足太阴经穴位为主。

慢性泄泻：健脾温肾，固本止泻。以任脉及足阳明经、足太阴经穴位为主。

2. 取穴

(1) 急性泄泻

主穴：天枢、上巨虚、阴陵泉。

配穴：寒湿困脾加水分；肠道湿热加内庭；饮食停滞加中脘。

（2）**慢性泄泻**

主穴：脾俞、中脘、天枢、足三里、公孙。

配穴：肝气乘脾者加太冲；脾胃虚弱者加三阴交、脾俞；肾阳虚衰者加肾俞、命门。

3. 操作方法

（1）将制作好的小药包用菜子油浸透，套穿在药火针针体上，药包距针尖 5 ～ 6cm，把小药包中油挤干（防止小药包燃烧时药包中油掉在皮肤上烫伤皮肤）。

（2）治疗部位常规消毒，将小药包点燃至针热，火焰稳定后点刺所选经脉及要穴处皮肤。

（3）操作时动作要轻巧、快捷、均匀，连续操作直至小药包燃烧完毕，一次治疗结束。每日 1 次，5 次为一疗程。

【典型病案】

马某，女，38 岁，2019 年 5 月 16 日初诊。

大便溏泄反复发作 5 年余，加重 2 月。

5 年前无明显原因出现大便溏泄，日 3 ～ 5 次，曾服中西药治疗，大便次数虽有减少，但饮食稍有不慎则复发。近 2 月来，因食油腻食物致大便次数增多，日 5 ～ 6 次，粪便中夹有不消化之食物，伴有脐腹冷痛，神疲倦怠，形寒肢冷，舌淡苔白，脉沉细。诊断为泄泻，辨证为脾肾阳虚。治宜温补脾肾。用药火针点刺任脉、足阳明胃经、足太阴脾经经脉及其要穴如中脘、天枢、关元、气海、足三里等穴位处皮肤，治疗 2 次大便次数减少，继续治疗 3 次大便正常。为巩固疗效，再用药火针治疗 3 次。半年后随访病情未复发。

【按语】

泄泻多由感受外邪，饮食不节，情志不调或禀赋不足，久病脏腑虚弱等所致。主要病机为脾虚湿盛，脾胃运化功能失调，肠道分清泌浊、传导功能失司。病位在肠，主病之脏为脾，与肝、肾密切相关。治疗上以除湿导滞、通调腑气，健脾温肾、固本止泻为法。

药火针治疗泄泻，用药火针点刺任脉穴位如上脘、中脘、下脘、天枢、关元、气海处皮肤，直达病所，既可以使毛孔开放，寒湿、湿热之邪直接从毛孔发散，又能直接激发人体内经气，促使气血运行，改善胃肠运化功能以消食滞。阴陵泉为脾经的合穴，有健脾利湿之功；三阴交为足三阴经的交会穴，既可健脾益气，又能调肝补肾；太冲疏肝解郁；脾俞、肾俞健脾温肾。诸穴共奏除湿导滞、通调腑气、健脾温肾、固本止泻之功效。

泄泻有虚实缓急之分，急性者多为实证，以寒湿、湿热、伤食泄泻为多见；久泻者多为虚实夹杂或虚证，以肝气乘脾、脾胃虚弱、肾阳虚衰为多见。药火针既能散寒除湿泻热、消食导滞以治实证，又能温阳扶正以治疗虚寒证。故用药火针治疗泄泻具有良好的疗效。

泄泻患者在预防调护上应保持情志舒畅，起居有常，慎防风寒湿邪侵袭。饮食宜清淡、富营养、易消化，避免进食生冷不洁之食物，忌食难消化或清肠滑润之食物。急性泄泻患者宜食流质或半流质食物，忌食辛甘厚味油腻之食物，若泄泻耗伤胃气，可给予淡盐汤或米粥以养胃气。虚寒性泄泻，可给予淡姜汤饮用以振奋脾阳，调和胃气。

第十五节　癃闭

癃闭是以排尿困难、尿量减少，甚至小便闭塞不通为主要表现的一种病证。“癃”是指小便不畅，点滴而短少，病势较缓；“闭”是指小便闭塞，点滴不通，病势较急。癃与闭多合称为癃闭。

本节所述癃闭类似于西医学中各种原因引起的尿潴留，如膀胱麻痹、产后、腹部手术后等。

【病因病机】

癃闭的发生主要由外邪侵袭、饮食不节、情志内伤、瘀浊内停、体虚久病所致。基本病理机制为膀胱气化功能失调。病位在膀胱，与肺、脾、肝、肾、三焦密切相关。病理因素有湿热、热毒、气滞及痰瘀。

因为小便的通畅有赖于三焦气化的正常，而三焦气化有赖肺的通调、脾的转输、肾的气化来维持，又需要肝的疏泄来协调。所以癃闭的发生与肺、脾、肾、肝密切相关

1. 外邪侵袭

下阴不洁，湿热秽浊之邪上犯膀胱，膀胱气化不利而形成癃闭；或湿热毒邪犯肺，热邪瘀滞，肺气闭塞，水道通调失司，不能下输膀胱；或因燥热犯肺，肺燥津伤，水源枯竭，均可导致癃闭的发生。

2. 饮食不节

过食肥甘厚味及辛辣之品，损伤脾胃，脾胃运化功能失常，湿热内生，阻滞于中，下注膀胱，气化不利而成癃闭；或

饮食不节，损伤脾胃，脾胃气虚，中气下陷，无以气化而致癃闭。

3. 情志内伤

忧思恼怒，情志不畅致肝气郁结，疏泄失司，从而影响三焦水液的运送及气化功能，导致水道通调受阻而形成癃闭。

4. 瘀浊内停

外伤或腹部手术后，膀胱气机受损而成癃闭。

5. 体虚久病

老年体弱或久病体虚，肾阳不足，命门火衰，膀胱气化无权，而溺不得生；或因久病、热病，耗损津液，导致肾阴不足，乃致水府枯竭而无尿。

【诊断要点】

1. 以排尿困难、尿量减少、点滴而出，甚至小便闭塞不通为主要临床特征。

2. 多见于老年患者、产妇及腹部手术后患者。

3. 凡小腹胀满，小便欲解不出，触叩小腹部膀胱区明显胀满者为尿潴留，触叩小腹部膀胱区无明显充盈征象，甚或伴有水肿、头晕、喘促等，多为肾元衰竭征象。

4. 腹部 B 超、腹部 X 线摄片、肾功能检查等明确引起癃闭的原因。

【辨证分型】

1. 膀胱湿热

小便点滴不通，或量极少而短赤灼热，小腹胀满，口苦而黏，或口渴不欲饮，大便不畅，舌红，苔黄腻，脉数。

2. 肺热壅盛

小便不畅或点滴不通，咽干，烦渴欲饮，呼吸急促或有咳嗽，舌红，苔薄黄，脉数。

3. 肝郁气滞

小便不通或通而不畅，情志抑郁，或多烦易怒，胁腹胀满，舌红，苔薄黄，脉弦。

4. 瘀浊闭阻

多有外伤或手术损伤史。小便不通或通而不畅，小腹满痛，舌紫暗或有瘀点，脉涩或细涩。

5. 脾肾亏虚

小便淋漓不爽，排出无力，甚至点滴不通，疲乏无力，气短纳差，畏寒肢冷，腰膝酸软，舌淡胖，苔薄白，脉沉细或细弱。

【治疗】

1. 治则

调理膀胱，行气通闭。以任脉、足太阳经及足太阴经穴位为主。

2. 取穴

主穴：关元、气海、中极、膀胱俞、三焦俞、肾俞、三阴交、秩边。

配穴：膀胱湿热加阴陵泉、委阳；肺热壅盛加尺泽；肝郁气滞加太冲、大敦；瘀浊闭阻加曲骨、血海；脾肾虚者加足三里、太溪。

3. 操作方法

（1）将制作好的小药包用菜子油浸透，套穿在药火针针体上，药包距针尖 5 ～ 6cm，把小药包中油挤干（防止小药包燃烧时药包中油掉在皮肤上烫伤皮肤）。

（2）治疗部位常规消毒，将小药包点燃至针热，火焰稳定后点刺所选经脉及其要穴处皮肤。

（3）操作时动作要轻巧、快捷、均匀，连续操作直至小药包燃烧完毕，一次治疗结束。每日 1 次，5 次为一疗程。

（4）可配合毫针刺所选穴位，补虚泻实。

【典型病案】

戴某，女，61 岁，2019 年 10 月 15 日初诊。

宫颈癌根治术后小便不通 2 月。

2 月前因患宫颈癌行宫颈癌根治手术，术后留置导尿管，10 天后拔掉导尿管，患者小便不通，小腹胀满不适，随即再次留置导尿管，并配合中频、红外线等治疗 20 余天，再次拔掉导尿管，患者自觉小腹胀满不适，膀胱充盈明显，但小便不通，只能又一次留置导尿管，如此反复多次持续 2 月，患者仍不能自主排小便。为促进膀胱功能恢复，遂来诊治。刻下：小便不通，小腹胀满不适、隐痛，膀胱充盈但无尿意，留置导尿管。舌质暗淡，苔薄厚腻略黄，脉弦涩。诊断为癃闭，辨证为气滞血瘀。用药火针点刺任脉、足太阳经、足太阴经经脉及其要穴如关元、气海、中极、膀胱俞、肝俞、肾俞、三焦俞、三阴交、秩边处皮肤及太冲、血海，治疗 2 次，患者自觉小腹胀满不适减轻，腹部隐痛消失，继续治疗 3 次，患者自觉膀胱有憋尿感，拔掉导尿管后能自主排尿，但排尿后 B 超检查膀胱有残余尿量约 300mL，继续药火针治疗，并配合毫针刺关元、气海、中极、阴陵泉、足三里、太溪、太冲等穴 5 次后小便正常，B 超检查膀胱基本无残余尿。

【按语】

癃闭为临床最为急重的病证之一，临证应首先辨别病情之缓急、病势之轻重。若水蓄膀胱，欲排不能，小腹胀痛难忍，甚是急迫，或因小便不通，水毒蓄于内而致肿胀、喘促等危重变证，应及时采取导尿措施先排出膀胱尿液，然后再行针灸治疗。膀胱无尿的危证不属本节范畴。

药火针治疗癃闭有一定的疗效，特别对功能性病变所致的癃闭效果较好。用药火针点刺任脉、足太阳经经脉及其要穴处皮肤，火热之力及药物燃烧时所产生的药气通过皮肤、经脉、腧穴直达病所，从而达到通调膀胱气化功能之效。药火针中艾火有通行血脉的功效，如《灵枢·刺节真邪》云："火气已通，血脉乃行。"气血凝涩不畅，非火调治别无良法，如《灵枢·刺节真邪》又云："脉中之血，凝而留止，弗之火调，弗能取之。"因此，腹部外伤及手术后局部气血瘀滞所致之癃闭用之最为适宜；点刺足太阴经经脉及其要穴处皮肤，可以达到健脾益气、化气行水之功；药火针又具有除湿散寒泻热，行气化瘀，温阳扶正之功效，故无论湿热、气滞、痰瘀、脾肾亏虚所致者，均有较好的疗效。药火针点刺或毫针刺关元、气海、中极温阳益气助气化，阴陵泉健脾利水，三阴交通调三阴经气血，消除瘀滞，太溪补肾气助膀胱气化功能，癃闭患者常有情志不畅，郁闷烦躁，故加太冲以疏肝解郁调畅情志。

癃闭患者往往精神紧张，治疗前先和患者沟通，让患者保持心情舒畅，解除紧张情绪，切忌忧思恼怒。嘱患者起居生活要有规律，避免久坐少动。忌食辛辣刺激及肥甘厚味之食物。

第十六节　腰痛

腰痛又称"腰脊痛"，是指因外感、内伤或挫闪导致腰部气血运行不畅，或失于濡养，引起腰脊或脊旁部位疼痛为主要症状的一种疾病。

西医学的腰肌纤维炎、腰肌劳损、强直性脊柱炎、腰椎间盘病变等腰部病变以及某些内脏疾病引起的腰痛属于本病范畴。

【病因病机】

腰痛病因为外感、内伤与跌仆挫伤，基本病机为筋脉痹阻，腰府失养。外感多为风、寒、湿、热诸邪痹阻经脉，或劳力损伤，气滞血瘀经脉不通而致腰痛；内伤多由禀赋不足，肾精气亏虚，腰府失其濡养、温煦而致腰痛。

腰为肾之府，由肾之精气所溉，肾与膀胱相表里，足太阳经过之，此外，任、督、冲、带诸脉，亦布其间，所以，腰痛与肾脏及诸经脉相关。

1. 外邪侵袭

久居潮湿之地，或汗出当风，或冒雨涉水，或暑夏贪凉，腰府失护，风、寒、湿、热之邪乘虚侵入，经脉痹阻，气血运行不畅而发腰痛。

2. 体虚年衰

先天禀赋不足，加之劳逸负重，或久病体虚，或年老体衰，或房事不节，以致肾的精气亏虚，腰府失养而发腰痛。

3. 跌仆闪挫

用力不当，闪腰岔气，或跌仆损伤，致腰部气血运行不畅，气血瘀滞，壅滞经络，凝涩血脉，不通而痛。

【诊断要点】

1. 急性腰痛，病程较短，轻微活动即可引起一侧或两侧腰部疼痛加重，脊柱两旁常有明显的按压痛。

2. 慢性腰痛，病程较长，缠绵难愈，腰部多隐痛或酸痛。常因体位不当，劳累过度，天气变化等因素而加重。

3. 常有居住阴冷潮湿、冒雨涉水、跌仆闪挫或劳损等相关病史。

4. 可查血常规、红细胞沉降率、抗溶血性链球菌“O”、类风湿因子及腰部、骶髂关节 CT 等以明确诊断。

【辨证分型】

1. 寒湿痹阻

腰部冷痛重着，转侧不利，逐渐加重，静卧病痛不减，遇寒冷和阴雨天加重，舌淡，苔白腻，脉沉或迟缓。

2. 湿热阻滞

腰部重着疼痛，痛处有热感，遇暑湿阴雨天加重，身体困重，小便短赤，苔黄腻，脉濡数或弦数。

3. 瘀血阻滞

腰痛如刺，痛有定处，痛处拒按，日轻夜重，轻者俯仰不便，重则不能转侧，舌质紫暗或有瘀斑，脉涩。

4. 肾虚腰痛

腰部隐隐作痛，酸软无力，缠绵不愈。兼见局部发凉，喜温喜按，遇劳更甚，卧则减轻，面色皖白，畏寒肢冷，舌淡苔白，脉沉细无力者为肾阳虚。兼见心烦少寐，口燥咽干，手足心热，舌红少苔，脉弦细数为肾阴虚。

【治疗】

1. 治则

壮腰固肾，祛邪通络。以督脉、足太阳经穴位为主。

2. 取穴

主穴：局部腧穴或阿是穴、肾俞、腰眼、委中。

配穴：寒湿痹阻加腰阳关；湿热阻滞加大椎；瘀血阻滞加水沟、后溪；肾虚加太溪。

3. 操作方法

（1）将制作好的小药包用菜子油浸透，套穿在药火针针体上，药包距针尖 5 ~ 6cm，把小药包中油挤干（防止小药包燃烧时药包中油掉在皮肤上烫伤皮肤）。

（2）治疗部位常规消毒，将小药包点燃至针热，火焰稳定后点刺所选经脉及其要穴处皮肤。

（3）操作时动作要轻巧、快捷、均匀，连续操作直至小药包燃烧完毕，一次治疗结束。每日 1 次，5 次为一疗程。

（4）根据病情可配合毫针刺所选穴位，补虚泻实。

【典型病案】

尹某，女，70 岁，2019 年 9 月 16 日初诊。

腰部疼痛反复发作 5 年余，加重 10 天。

5 年前无明显原因出现腰部酸困疼痛，其痛时轻时重，腰部发凉，喜温喜按，遇劳累则加重，休息后可缓解。于外院诊治，给予口服“壮腰健肾丸”、外敷“伤湿止痛膏”及理疗等治疗，症状有所缓解，但劳累后复发，近 10 天来又因过度劳累腰痛发作，久立、远行则痛甚，伴有腰膝酸软无力，局部发凉、怕冷，神疲乏力，小便频数，舌淡苔薄，脉沉细弱。诊断为肾阳虚腰痛，治宜温补肾阳。给予药火针治疗，用药火针点刺督脉、足太阳经经脉及其要穴如肾俞、腰眼、命门、委中、局部腧穴处皮肤，1 次治疗结束后患者即感腰痛减轻，继续药火针治疗 5 次症状完全消失，为巩固疗效，继续治疗 3 次以防复发。3 个月后随访，患者述治疗结束后即外出旅游了 10 天，旅游期间无任何不适，现一切安好。

【按语】

腰痛常因外感、内伤、跌仆闪挫而发，但其发病常以肾虚为本，以外感、跌仆闪挫为标。肾阴、肾阳不足，腰府失养而致腰痛者属虚证；寒湿、湿热、瘀血阻滞经脉，气血运行不畅所致者属实证；腰痛日久则虚实夹杂。治疗上宜壮腰固肾，祛邪通络。药火针治疗腰痛具有显著疗效。

药火针治疗腰痛，主要是由于其具有散寒除湿泻热，温通经络，行气化瘀，温阳补肾之功效，用药火针点刺督脉、足太阳经经脉及其要穴处皮肤直达病所，对寒湿腰痛有散寒除湿之功；对湿热腰痛具有除湿泻热之效；对瘀血腰痛可以起到行气化瘀，通经活络的作用；对于肾阳虚腰痛，因火性燥而热，属纯阳，药火针之阳，加之燃烧药物产生的热力与药力，通过皮肤直接激发经气，鼓舞气血运行，以达温补肾阳之功。后溪为八脉交会穴，通于督脉，善治腰背痛，正如《针灸大成》兰江赋中云："后溪专治督脉病"。太溪为足太阴经之原穴，为脏病取原之意，有补肾阴之效。

腰痛患者应注意在日常生活中要保持正确的坐、卧、行体位，劳逸适度，不可强力负重；避免坐卧湿地、冒雨涉水，暑季湿热郁蒸时应避免贪冷喜凉，夜宿室外。腰痛发作期应注意休息调养，可用腰托固护，避免腰部损伤。病情稳定后可适当活动腰部，或进行腰部自我按摩等以利腰痛的恢复。

第十七节　痹证

痹证是由于风、寒、湿、热等外邪侵袭人体，闭阻经络，气血运行不畅所致的肢体、筋骨、关节、肌肉等处发生疼痛、重着、酸楚、麻木，甚或关节屈伸不利、僵硬、肿大、变形等症状的一种疾病。

西医学的风湿性关节炎、类风湿性关节炎、强直性脊柱炎、骨性关节炎、肌纤维炎和神经痛等均属于痹证范畴。

【病因病机】

痹证的发生与体质因素、气候条件、生活环境及饮食等有密切的关系。素体虚弱，正气不足，腠理不密，卫外不固是痹证发生的内在基础，感受外邪是痹证发生的外在条件。主要病机为气血痹阻不通，筋脉关节失于濡养。

1. 外因

久居潮湿之地、严寒冻伤、贪凉露宿、冒雨涉水或汗出当风等，外邪侵袭肌腠经络，滞留于关节筋骨，导致气血痹阻而发为风寒湿痹。由于感受风寒湿邪各有所偏盛，故有行痹、痛痹、着痹之别。若素体阳气偏盛，内有蓄热，复感风寒湿邪，从阳化热；或风寒湿痹经久不愈，蕴而化热；或久居潮湿之地，外感风湿热邪，袭于肌腠，壅于经络，痹阻气血经脉，滞留于关节筋骨而发为风湿热痹。

2. 内因

劳欲过度，精气亏损，卫外不固；或剧烈运动后汗出肌疏，外邪乘袭；或年老体虚，肝肾不足，肢体筋脉失养；或久病、产后气血不足，腠理空疏，外邪乘虚而入。如《济生方·痹》所云:“皆因体虚，腠理空疏，受风寒湿气而成痹也。”

【诊断要点】

1. 以肢体、关节、肌肉的疼痛、重着、酸楚、麻木，甚或关节屈伸不利、僵硬、肿大、变形为特征。

2. 初起可伴有恶寒、发热等表证。发病前多有咽痛或外感史，或久居潮湿之地、涉水淋雨、贪凉露宿、汗出当风史。发病及病情的轻重常与劳累以及季节、气候有关，如寒冷、潮湿等天气变化。

3. 部分患者四肢可见环形红斑或结节性红斑。

4. 完善实验室检查抗溶血性链球菌“O”、红细胞沉降率、C 反应蛋白、类风湿因子等及病变相关部位的骨关节 X 线和 CT 等以明确诊断。

【辨证分型】

1. 行痹

肢体关节、肌肉酸楚疼痛，痛无定处，或伴有恶风发热等表证，舌淡，苔薄白，脉浮或浮缓。

2. 痛痹

肢体关节疼痛，痛势较剧，痛有定处，遇寒则痛甚，得热则痛减，关节屈伸不利，局部皮肤或有寒冷感，舌淡，苔薄白，脉弦紧。

3. 着痹

肢体关节、肌肉酸楚、重着、疼痛，或肿胀，关节活动不利，肌肤麻木不仁，遇阴雨天加重或发作，舌淡，苔白腻，脉濡缓。

4. 热痹

游走性关节疼痛，可涉及一个或多个关节，活动不便，局部灼热红肿，痛不可触，得冷则舒，可有皮下结节或红斑，常伴有发热恶风，口渴烦躁，舌红，苔黄或黄腻，脉滑数。

5. 痰瘀痹阻

痹证日久，肌肉关节刺痛，固定不移，或关节肌肉紫暗、肿胀，按之较硬，肢体顽麻或重着，或关节僵硬变形，屈伸不利，有硬结、瘀斑，舌紫暗或有瘀斑，苔白腻，脉弦涩。

6. 肝肾亏虚

痹证日久不愈，关节屈伸不利，肌肉瘦削，腰膝酸软，或畏寒肢冷，或骨蒸劳热，心烦口渴，舌淡红，苔薄白或少津，脉沉细弱或细数。

【治疗】

1. 治则

祛邪通络，宣痹止痛。以局部经穴和阿是穴为主。

2. 取穴

主穴：局部经穴、阿是穴。

配穴：风邪偏盛加血海；寒邪偏盛加关元、命门；湿邪偏盛者加阴陵泉、足三里；热邪偏盛加大椎、曲池；气血亏虚者加关元、气海。

3. 操作方法

（1）将制作好的小药包用菜子油浸透，套穿在药火针针体上，药包距针尖 5 ～ 6cm，把小药包中油挤干（防止小药包燃烧时药包中油掉在皮肤上烫伤皮肤）。

（2）治疗部位常规消毒，将小药包点燃至针热，火焰稳定后点刺局部经穴及阿是穴处皮肤。

（3）操作时动作要轻巧、快捷、均匀，连续操作直至小药包燃烧完毕，一次治疗结束。每日 1 次，5 ～ 10 次为一疗程（具体视病情轻重而定）。

（4）可配合毫针刺所选穴位，补虚泻实。

【典型病案】

病案一

马某，女，67 岁，2019 年 2 月 28 日初诊。

双肘关节肿痛反复发作 10 余年，加重 4 月。

患者既往类风湿性关节炎病史 40 余年，全身多处关节变形，在多家医院治疗效果不佳，双肘关节肿痛反复发作 10 余年。患者近 4 个月来双肘关节肿痛，以右肘为甚，疼痛难忍，关节屈伸不利，伴有腰膝酸软，形体消瘦，怕冷，夜难入眠。因患者系过敏体质，许多药物不能应用，经行艾灸、热敷、针刺等方法治疗效果不佳，遂来诊治。查体：双肘关节肿胀，严重变形，以右肘为甚，右肘皮肤紧绷光亮，皮纹消失，舌淡苔薄白，脉沉细。类风湿因子 124.41IU/mL，血沉：98mm/h。根据症状，体征、病史及化验检查，西医诊断：类风湿性关节炎。中医诊断：尪痹（肝肾亏虚）。当日给患者行普通针刺配合中药治疗 6 天，患者双肘关节肿痛无明显缓解，夜间仍疼痛难以入眠。遂于3月6日改用药火针疗法，用药火针点刺双肘关节疼痛部位及手三阳经经脉要穴处皮肤，每日1次，10次为一个疗程。当日1次治疗结束后患者即感肿痛减轻，次日早晨患者来诊室述左肘肿痛基本消失，右肘肿痛明显减轻，双肘关节活动明显好转。用药火针连续治疗1个疗程后，患者右肘肿痛基本消失。3月15日复查血沉2mm/h，类风湿因子无明显变化，患者病情基本趋于稳定。4月18日致电回访，患者病情稳定未再复发。

病案二

徐某，女，42岁，2019年5月20日初诊。

患者肢体关节、肌肉酸楚疼痛反复发作5年余，遇寒冷及阴雨天加重，曾在多家医院诊治，经服中西药治疗症状有所缓解，但稍有不慎而病情又发作。近2月来由于受寒肢体关节疼痛、冰凉、麻木加重，以双手腕关节肿胀疼痛为著，关节屈伸不利，昼轻夜重。患者平素怕冷，腰膝酸软，乏困无力，易感冒，二便基本正常，舌质暗淡苔白略腻，脉滑细略紧。血沉46mm/h，抗链球菌溶血素“O”650单位，类风湿因子阴性。西医诊断：风湿性关节炎，中医诊断：痹证（气血亏虚，寒湿闭阻）。用药火针点刺双手腕关节疼痛部位及手三阳经经脉及其要穴如阳溪、阳谷、阳池、外关、曲池处皮肤，治疗1次/日，10次为一个疗程，当日治疗结束后患者自觉疼痛、冰凉、麻木感减轻，治疗1个疗程后自觉症状明显减轻，休息两天继续第2个疗程治疗，第2个疗程治疗结束后患者症状完全消失。因患者病程较长易反复发作，为巩固疗效，嘱患者再药火针治疗1个疗程，隔日1次，并配合温补脾肾、益气固表的中药煎服，连服20天以协助药火针扶助正气。3年后随访病情未复发。

【按语】

火针应用于痹证的治疗，早见于《黄帝内经》，《灵枢·寿夭刚柔》云：“寒痹之为病也，留而不去，时痛而皮不仁……刺布衣者，以火焠之；刺大人者，以火熨之。”《灵枢·官针》云：“焠刺者，刺燔针则取痹也。”即指用火针治疗风寒湿邪引起的痹证。形成痹证的风寒湿三气，风从寒则为寒风，从湿则为湿风，从寒湿则为寒湿之风，皆为阴邪。阴邪致病，易伤阳气，阳气受损，经脉气血失于温煦，经脉痹阻，气血凝涩不畅，故治当以温通为主，因寒湿可从热而解，温热可以通经络。火性燥而热，属纯阳，药火针之阳，对形成痹证之阴邪最宜，对风湿热痹通过以热引热也有很好的疗效。

药火针治疗痹证，通过加热的针尖点刺患部皮肤及经脉要穴处，腠理开放，风寒湿诸邪可从毛孔发散而出，即所谓“开门驱邪”。同时艾火燃烧药物所产生的热力与药力，通过患部皮肤、腧穴、经脉直接导入人体，直达病所，能迅速温通经络、促进气血运行。经络通畅，则气血运行流通而痛止，即“通则不痛”。痹证日久，痰瘀痹阻，肝肾亏虚，药火针借助艾火之力及艾火燃烧药物时产生的药力，能通过皮部直接激发经气，温壮脏腑阳气，鼓舞气血运行。气行则血行，气血通畅则瘀血自散，从而达到温阳扶正，行气化瘀的功效。这也符合了《素问·至真要大论》所论的“谨守病机，各司其属……疏其血气，令其条达，而致和平”。

痹证的发生与气候和生活环境有关，平素应注意防风寒，避免居住潮湿之地。在寒冷地区和气候骤变季节，应注意保暖，避免风寒湿邪侵袭。平时应加强锻炼，增强体质，注意劳逸结合，饮食有节，起居有常，有助于提高机体对病邪的抵御能力。

第十八节　消渴病痹证

消渴病痹证由消渴病迁延而来，主要表现为四肢末端的麻木、疼痛、烧灼感、袜套样感觉等感觉异常，是病发溃疡、消渴病脱疽的主要危险因素之一。消渴病痹证是消渴病的常见变证之一。相当于西医学的糖尿病周围神经病变。

【病因病机】

消渴病痹证的病因多为患消渴病日久，气血阴阳亏虚，气虚则血行无力，阴虚在无水行舟，脉道涩滞，从而导致脉络瘀阻。以气血亏虚为本，日久可导致阴阳两虚，因虚致瘀，瘀血阻络，筋脉肌肉失于温煦濡养而发病，属本虚标实证。

【诊断要点】

1. 病史：有消渴病或消渴病久治不愈病史。

2. 主要症状：四肢远端感觉、运动障碍，表现为肢体麻木、挛急疼痛，肌肉无力和萎缩等。

3. 主要体征：震动觉、压力觉、痛觉、温度觉（小纤维和大纤维介导）的缺失，以及跟腱反射减弱或消失等。

4. 辅助检查：物理学检查、神经电生理检查的异常改变，QST 和 NCS 中至少两项异常。

5. 排除了引起这些症状和（或）体征的其他神经病变。

【辨证分型】

1. 气虚血瘀

肢体麻木，如有蚁行感，肢末时痛，多呈刺痛，下肢为主，入夜痛甚；气短乏力，神疲倦怠，自汗畏风，易于感冒，舌质淡暗，或有瘀点，苔薄白，脉细涩。

2. 阴虚血瘀

肢体麻木，腿足挛急，酸胀疼痛，或小腿抽搐，夜间为甚，或灼热疼痛，五心烦热，失眠多梦，皮肤干燥，腰膝酸软，头晕耳鸣；口干不欲饮，便秘，舌质嫩红或暗红，苔花剥少津，脉细数或细涩。

3. 寒凝血瘀证

肢体麻木不仁，四末冷痛，得温痛减，遇寒痛增，下肢为著，入夜更甚；神疲乏力，畏寒怕冷，尿清便溏，或尿少浮肿，舌质暗淡或有瘀点，苔白滑，脉沉细涩。

4. 痰瘀阻络证

肢体麻木不止，痛有定处，足如踩棉，肢体困倦，头重如裹，昏蒙不清，体多肥胖，口黏乏味，胸闷纳呆，腹胀不适，大便黏滞。舌质紫暗，舌体胖大有齿痕，苔白厚腻，脉沉滑或沉涩。

5. 肝肾亏虚

肢体痿软无力，肌肉萎缩，甚者痿废不用，腰膝酸软，阳痿不举，骨松齿摇，头晕耳鸣，舌质淡，少苔或无苔，脉沉细无力。

【治疗】

1. 治则

调理气血，疏通经络，濡养筋脉。以局部经穴及阿是穴为主。

2. 取穴

主穴：局部经脉、阿是穴。

配穴：气虚血瘀加关元、气海；阴虚血瘀加三阴交、太溪；寒凝血瘀加关元、命门；痰瘀阻络加丰隆、膈俞；肝肾亏虚加肝俞、肾俞。

3. 操作方法

（1）将制作好的小药包用菜子油浸透，套穿在药火针针体上，药包距针尖 5 ～ 6cm，把小药包中油挤干（防止小药包燃烧时药包中油掉在皮肤上烫伤皮肤）。

（2）治疗部位常规消毒，将小药包点燃至针热，火焰稳定后点刺病患局部经脉及其要穴处皮肤。

（3）操作时动作要轻巧、快捷、均匀，连续操作直至小药包燃烧完毕，一次治疗结束。每日 1 次，5 次为一疗程。

【典型病案】

冯某，女，63 岁，2020 年 4 月 11 日初诊。

双下肢疼痛麻木 1 年余，加重 1 月。

患者 1 年前无明显原因出现双下肢疼痛、麻木，以双脚掌为甚，当时在外院按“糖尿病周围神经病变”收入院治疗，经治疗（具体用药不详）症状缓解出院，出院后一直口服“依帕斯他片”，1 月前停用该药后双下肢疼痛发作，麻木加重，以双脚掌为甚，就诊于外医院给服“大风丸”治疗 30 余天无明显效果，遂来诊治。刻下：患者双下肢疼痛、麻木，以双脚掌为甚，夜间疼痛难忍，疼痛呈灼热痛、跳痛，遇热及劳累加重，夜间常因疼痛难忍而不能入睡，伴有神疲乏力，腰膝酸软。发病以来，饮食正常，无口干、口渴，二便如常。查体：一般情况尚可，舌质暗淡，苔白，脉细涩。诊断为消渴病痹证，辨证为气血亏虚，瘀血阻滞。治宜调理气血，疏通经络，濡养筋脉。用药火针点刺患者双下肢足三阳经、足三阴经经脉循行部位皮肤及双脚掌疼痛部位皮肤，1 次治疗结束后嘱患者观察疗效，次日患者来诊室述，夜间疼痛明显减轻，连续治疗 3 次后患者述疼痛基本消失，但双下肢麻木感未完全消失，继续药火针治疗 5 次，双下肢麻木感亦基本消失。因病程较长，本应继续药火针治疗进一步巩固疗效，但因患者每天不便来医院，遂改为口服中药进一步巩固疗效。半年后随访，患者病情稳定未复发。

【按语】

本病的发生多因患消渴病日久，气血阴阳亏虚，气虚则血行无力，阴虚在无水行舟，脉道涩滞，从而导致脉络瘀阻。以气血亏虚为本，日久可导致阴阳两虚，因虚致瘀，瘀血阻络，筋脉肌肉失于温煦濡养而发病，属本虚标实证。

本病的病因多不单一，往往是多种病因相兼发病，故病情错综复杂，多种症状先后或同时出现，使得治疗难度较大，故选择正确的治疗方法尤为重要。药火针将针、药、灸的功效融为一体，既能温通经络，祛风除湿散寒，又能温阳扶正，行气化瘀，以热引热，泻火解毒，所以对错综复杂的消渴病痹证的治疗具有良好的疗效。药火针点刺病变局部皮肤及病变部位所过经脉要穴处，直达病所，迅速疏通经络，调畅气血，濡养筋脉，并通过皮肤毛孔使风寒湿热等邪及痰浊、瘀血得以发散，邪气去，正气复，病痛愈。

本病患者平素应保持情志舒畅，积极配合治疗，防止疾病进一步发展；顺应四时，及时增减衣物，防止外邪侵袭加重病情；注意足部皮肤颜色、温度改变；每天进行适度的运动，如散步等，以促进血液循环。

第十九节　不寐

不寐亦称“失眠”“不得卧”“目不瞑”，是以经常不能获得正常睡眠为特征的一类病证，主要表现为睡眠时间、深度的不足，轻者入睡困难，或寐而不甜，时寐时醒，或醒后不能再寐，重则彻夜不眠，常影响人们的正常工作、生活、学习等。西医学的神经官能症、更年期综合征及其他慢性病中出现不寐现象者，均可参照以下方法治疗。

【病因病机】

本证多因饮食不节，情志失常，劳倦、思虑过度及病后、年迈体虚等因素，导致心神不安，神不守舍而致。

1. 饮食不节

暴饮暴食，宿食停滞，脾胃受损，酿生痰热，壅遏于中，痰热上扰，胃气失和而不得安寐。《张氏医通·不得卧》云：“脉数滑有力不眠者，中有宿滞痰火，此为胃不和，则卧不安也。”此外，浓茶、咖啡等也是造成不寐的因素。

2. 情志失常

喜怒哀乐等情志过极均可导致脏腑功能的失调而发生不寐。情志不遂，肝气郁结，肝郁化火，火扰心神，神不安而不寐；或五志过极，心火内炽，扰动心神而不寐；或喜笑无度，心神激动，神魂不安而不寐；或暴受惊恐，导致心虚胆怯，神魂不安而不寐，如《沈氏尊生书·不寐》云："心胆俱怯，触事易惊，梦多不祥，虚烦不眠。"

3. 劳逸失调

劳倦太过则伤脾，过逸少动亦致脾虚气弱，运化不健，气血生化乏源，不能上奉于心，心神失养而不寐；或因思虑过度，劳伤心脾，心伤则阴血暗耗，神不守舍；脾伤则食少，纳呆，生化之源不足，营血亏虚，不能上奉于心，心神失养则不寐。如《景岳全书·不寐》云："劳倦、思虑太过者，必致血液耗亡，神魂无主，所以不眠。"

4. 病后体虚

久病血虚，气血不足，心失所养，心神不安而不寐；或因年迈体虚，阴阳亏虚所致。素体阴虚，房劳过度，肾阴耗伤，阴衰于下，不能上奉于心，水火不济，心火独亢，火盛神动，心肾不交而神志不宁。如《景岳全书·不寐》云："真阴精血不足，阴阳不交，而神有不安其室耳。"

总之，不寐的病因虽多，但其病理变化，总属阳盛阴衰，阴阳不交。其病位主要在心，与肝、胆、脾、胃、肾密切相关。

【诊断要点】

1. 轻者入寐困难或寐而易醒，醒后不能再寐，连续 3 周以上，重者彻夜不寐。

2. 常伴有头痛、头昏、心悸、健忘、神疲乏力、心神不宁、多梦等症。

3. 本病证常有饮食不节，情志失常，劳倦、思虑过度，病后，体虚等病史。

4. 经各系统和实验室检查未发现异常。

【辨证分型】

1. 肝火扰心

心烦不能入寐，甚则彻夜不眠，急躁易怒，头晕头胀，胸胁胀满，口干而苦，不思饮食，便秘溲赤，舌红苔黄，脉弦而数。

2. 痰热上扰

心烦不寐，胸闷脘痞，泛恶嗳气，伴口苦，头重，目眩，舌偏红，苔黄腻，脉滑数。

3. 心脾两虚

多梦易醒，心悸健忘，神疲食少，伴头晕目眩，四肢倦怠，腹胀便溏，面色少华，舌淡苔薄，脉细无力。

4. 心肾不交

心烦不寐，入睡困难，心悸多梦，伴头晕耳鸣，腰膝酸软，潮热盗汗，五心烦热，咽干少津，男子遗精，女子月经不调，舌红少苔，脉细数。

5. 心胆气虚

不寐多梦，易于惊醒，胆怯心悸，遇事善惊，伴有气短自汗，倦怠乏力，小便清长，舌淡，脉弦细。

【治疗】

1. 治则

调理阴阳，清热除烦，宁心安神。以手少阴经穴位为主，足三阴经穴位为辅。

2. 取穴

主穴：神门、三阴交。

配穴：心脾两虚者加心俞、脾俞；心胆气虚者加丘墟、心俞、胆俞；心肾不交者加心俞、肾俞；肝郁化火者加肝俞、行间；痰热上扰者加丰隆、内关。

3. 操作方法

（1）将制作好的小药包用菜子油浸透，套穿在药火针针体上，药包距针尖 5 ～ 6cm，把小药包中油挤干（防止小药包燃烧时药包中油掉在皮肤上烫伤皮肤）。

（2）治疗部位常规消毒，将小药包点燃至针热，火焰稳定后点刺所选经脉及其要穴处皮肤。

（3）操作时动作要轻巧、快捷、均匀，连续操作直至小药包燃烧完毕，一次治疗结束。每日 1 次，5 次为一疗程。

（4）可配合毫针刺所选穴位，补虚泻实。

【典型病案】

赵某，女，38 岁，2019 年 9 月 18 日初诊。

失眠 2 月余，加重 2 周。

患者 2 个月前因情志不畅出现心烦，入睡困难，当时未做任何治疗，近 2 周来入睡困难加重，睡前口服“安定”2 片方能入睡，但只能睡 4 小时左右，伴有心烦，急躁易怒，头昏头胀，两胁胀满不适，口干而苦，不思饮食，便秘溲赤，舌红苔黄，脉弦数。证属肝火扰心。用药火针点刺手少阴经、足厥阴经、足太阴经经脉要穴（包括神门、太冲、行间、三阴交）处皮肤，治疗 3 次患者述睡眠改善，心烦急躁诸症均较前减轻，继续药火针治疗，治疗 10 次后睡眠基本正常，停用安定片，夜间能睡 5 小时，为巩固疗效，继续治疗 5 次。3 个月后随访，患者述一切正常。

【按语】

不寐多因情志失常、饮食不节、劳逸失调、久病体虚等因素引起脏腑功能紊乱，气血不和，阴阳失调，阳不得如阴而发病，病位在心，与肝、胆、脾、胃、肾相关，病性有虚实之分，且虚多实少，实证多因肝郁化火，痰热内扰，引起心神不安所致；虚证多因心脾两虚，心肾不交，心胆气虚引起心神失养所致。治宜调理阴阳，清热除烦，宁心安神。

药火针治疗失眠具有良好的临床疗效。因药火针既有调和阴阳的作用，又有以热泻热，扶助正气的作用。药火针点刺神门、手少阴经经脉要穴处皮肤，以调理心经经气而宁心安神；三阴交为肝、脾、肾三经的交会穴，可调理三脏功能，协调阴阳而使阴阳平衡，正如《素问·生气通天论》云：“阴平阳秘，精神乃治。”点刺足三阴经经脉要穴处皮肤，主要是失眠与肝、脾、肾三脏关系密切，点刺诸经穴分别具有疏肝解郁，以热泻热，调补脾肾的作用，以提高临床疗效。诸经穴共奏调理阴阳，清热除烦，宁心安神之功。

失眠属心神病变，精神调摄很重要，所以平素应保持情志舒畅，避免过度紧张、兴奋、焦虑、抑郁、惊恐、恼怒等不良情绪。如《素问·上古天真论》云：“恬淡虚无，真气从之，精神内守，病安从来。”所以，做到喜怒有节，保持精神舒畅，以顺其自然的心态对待睡眠，反而能较好地入睡。同时作息规律、适当运动都有利于促进睡眠。晚餐饮食宜清淡，不宜过饱，忌浓茶、咖啡、酒等。

第七章　外科、骨伤科疾病

第一节　颈椎病

颈椎病又称颈椎综合征，是指颈椎骨质增生、颈项韧带钙化、颈椎间盘退行性改变等，刺激或压迫颈部神经、脊髓、血管而产生的一系列症状和体征的综合征。是由于正虚劳损，筋脉失养，或风、寒、湿等邪气闭阻经络，气血运行不畅所致的以颈肩部疼痛、僵硬、酸胀，或上肢无力、麻木，或有头痛、耳鸣、眩晕、恶心呕吐，或胸闷、心悸等为主要表现的疾病。

【病因病机】

颈椎病多由长期低头伏案工作，或长期使用电脑，日久气滞、痰浊、瘀血等病理产物积累，致颈部经络瘀滞；或跌仆闪挫致颈部受伤，气血运行受阻，气血瘀滞，壅滞经络，凝涩血脉；或因风、寒、湿等邪外袭颈部，闭阻经络，气血运行不畅；或饮食不节，损伤脾胃，脾失健运，痰湿内停；或年高体虚，肝肾不足，气血亏虚，筋脉失养所致。

【诊断要点】

1. 有慢性劳损或外伤史。多见于40岁以上的中年人，尤其是长期低头伏案工作者，或长期使用电脑者，发病缓慢，呈波浪式发展。

2. 颈部疼痛、麻木、酸胀，疼痛连及头、肩、背、上臂，可伴有头痛、头晕、耳鸣，颈部僵硬，上肢麻木。

3. 颈部转动不灵，活动功能受限，上肢乏力，甚至肌肉萎缩，病变颈椎棘突、患侧肩胛骨内上角常有压痛，可摸到条索状硬结，椎间孔挤压试验或臂丛牵拉试验阳性

4.X线摄片检查：椎体增生，钩椎关节增生，颈椎生理曲度减小、消失或反弓，椎间隙变窄，或韧带钙化等退行性改变。

【辨证分型】

（一）中医辨证分型

1. 寒湿痹阻

颈、肩、上肢串痛麻木，以痛感为主，头有沉重感，颈部僵硬，活动不利，恶寒怕风，舌淡红，苔薄白，脉弦紧。

2. 气滞血瘀

颈肩部、上肢刺痛，痛处固定，伴有肢体麻木，舌质暗，脉弦。

3. 痰湿阻络

头晕目眩，头重如裹，四肢麻木不仁，纳呆，舌暗红，苔厚腻，脉弦滑。

4. 肝肾不足

头痛眩晕，耳鸣耳聋，失眠多梦，肢体麻木，面红目赤，舌红少津，脉弦。

5. 气血亏虚

头晕目眩，面色苍白，心悸气短，倦怠乏力，四肢麻木，

舌淡少苔，脉细弱。

（二）西医分型

1. 颈型

颈部疼痛、酸胀及沉重不适，向枕部及肩背部放射，颈部肌肉紧张、僵硬、颈部活动受限，有相应的压痛点。

2. 神经根型

颈部单侧局限性疼痛，颈根部呈电击样向肩、上臂、前臂乃至手指放射疼痛，且有麻木感，或以疼痛为主，或以麻木为主。疼痛呈酸痛、灼痛或电击样痛，颈部后伸、咳嗽，甚至增加腹压时疼痛加重。患侧上肢沉重，酸软无力，握力减退。检查时，臂丛牵拉试验和椎间孔挤压试验呈阳性，神经长期受压的病变部位可出现肌萎缩。

3. 脊髓型

缓慢进行性双下肢麻木、发冷、疼痛，走路欠灵、无力，打软腿、易绊倒，不能跨越障碍物。休息时症状缓解，紧张、劳累时加重，时缓时剧，逐步加重。晚期下肢或四肢瘫痪，二便失禁或尿潴留。

4. 椎动脉型

单侧颈枕部或枕顶部发作性头痛，眩晕，耳鸣，耳聋，视物不清，可见猝倒发作。常因头部活动到某一位置时诱发或加重。本病发作的最大特点是头颈旋转时引起眩晕发作。

5. 交感神经型

主要症见头痛或偏头痛，有时伴有恶心、呕吐，颈肩部酸困疼痛，上肢发凉发绀，视物模糊，眼窝胀痛，眼睑无力，瞳孔扩大或缩小，常有耳鸣、听力减退或消失。心前区持续性压迫痛或钻痛，心律不齐，心率过速或过缓。头颈部转动时症状明显加重。

6. 混合型

具有两型以上症状的为混合型。凡和脊髓型合并者，均诊断为脊髓型颈椎病。

【治疗】

1. 治则

温通经络，散寒除湿。以督脉、手足太阳经、少阳经穴位为主。

2. 取穴

主穴：天柱、风池、大椎、肩井、曲池、阿是穴。

配穴：寒湿痹阻加合谷、列缺、外关；气滞血瘀加膈俞、悬钟；痰湿中阻加中脘、丰隆；肝肾不足加肝俞、肾俞；气血亏虚加足三里、三阴交。

3. 操作方法

（1）将制作好的小药包用菜子油浸透，套穿在药火针针体上，药包距针尖 5 ～ 6cm，把小药包中油挤干（防止小药包燃烧时药包中油掉在皮肤上烫伤皮肤）。

（2）治疗部位常规消毒，将小药包点燃至针热，火焰稳定后点刺所选经脉及其要穴处皮肤。

（3）操作时动作要轻巧、快捷、均匀，连续操作直至小药包燃烧完毕，一次治疗结束。每日 1 次，5 次为一疗程。

（4）配合毫针刺后溪、中渚、列缺、足三里、三阴交、太溪，平补平泻法，留针 20 ～ 30 分钟。

【典型病案】

吴某，男，52岁，2019年8月23日初诊。

右侧颈肩部疼痛1月余，加重1周。

1月前无明显诱因出现右侧颈肩部酸痛，头转侧欠利，遇寒冷及劳累加重，得热及休息则减轻。近1周来因天气变化，加之劳累过度，症状加重，遂来诊治。刻下：右颈肩、上肢酸痛沉重，时有疼痛沿右前臂内侧放射至小指，手指麻木，以环指、小指为甚，头转侧欠利，无头晕耳鸣，无恶心呕吐，食纳及睡眠尚可，二便如常，舌淡，苔薄白，脉弦细。查体：神志清，精神可，脊柱居中，颈肌紧张，颈4～6棘间及右棘旁压痛（+），压顶试验（+），右侧臂丛牵拉试验（+）。中医诊断：项痹，辨证为气血亏虚，寒湿痹阻。西医诊断：颈椎病（神经根型）。用药火针点刺右侧肩颈部疼痛部位（阿是穴）皮肤，点刺右侧手太阳经、少阳经经脉及其要穴处皮肤，日1次，治疗5次患者酸痛沉重感明显减轻，治疗10次后诸症基本消失，为巩固疗效，继续药火针治疗2次。

【按语】

中医学并无“颈椎病”之名，颈椎病相应症状的描述，散见于“痹证”“头痛”“眩晕”“项强”“颈肩痛”等条目下。颈椎病的发生多由于长期低头伏案工作，或长期使用电脑，日久气滞、痰浊、瘀血等病理产物积累，致颈部经络瘀滞；或跌仆闪挫致颈部受伤，气血运行受阻，气血瘀滞，壅滞经络，凝涩血脉；或因风、寒、湿等邪外袭颈部，闭阻经络，气血运行不畅；或饮食不节，损伤脾胃，脾失健运，痰湿内停；或年高体虚，肝肾不足，气血亏虚，筋脉失养所致。病位在颈部，与督脉、手足太阳经、手足少阳经经脉关系密切。

药火针治疗颈椎病，点刺颈部疼痛僵硬不适部位（阿是穴）皮肤，取意于“善治者治皮毛。”通过点刺颈部阿是穴处皮肤，使病变部位毛孔开放而开启经脉脉络之外门，给贼邪出路，使痰浊、瘀血等有形之邪，以及风、寒、湿等无形之邪，均从毛孔直接排出体外。正如《灵枢·刺节真邪》所言的“为开道乎辟门户，使邪得出病乃已”，同时药火针之热力与药力通过毛孔直接激发经气，鼓舞气血运行，以达疏通筋脉、调畅气血、祛风除湿散寒之功；点刺督脉、手足太阳经、手足少阳经经脉要穴处皮肤，因其经脉循行于颈部，能直接激发其经气，鼓舞气血运行，以达通经活络、温阳扶正之作用。药火针治疗颈椎病，是将针、药、火的作用融为一体，既发挥了针刺的作用，又发挥了药物和艾灸的作用，所以临床上取得了较好的疗效。尤其对颈型、神经根型颈椎病治疗效果较为明显。

颈椎病患者宜合理用枕，选择合适的高度与硬度，保持良好的睡眠体位。长期伏案工作者，应注意常做颈部的功能活动，以避免颈部长时间处于某一低头姿势而发生慢性劳损。急性发作期应注意休息，以静为主，以动为辅，也可用颈托固定1～2周。慢性期以活动锻炼为主。

第二节 落枕

落枕又称颈部筋伤。多因睡眠姿势不良，睡起后一侧颈项部发生牵拉痛，甚至向同侧肩部及上臂扩散，颈部活动受限的一种疾病。

【病因病机】

1. 肌肉扭伤

由于睡眠姿势不良，头颈过度偏转，或睡眠时枕头过高、过低或过硬，使局部肌肉处于长时间紧张状态，持续牵拉而发生静力性损伤，致伤处气血运行不畅，经络痹阻而发病。

2. 外邪侵袭

起居不当，严冬受寒，夏日贪凉，风寒之邪侵袭颈背部，使颈背部气血凝滞，经络痹阻，导致颈部僵硬疼痛，功能障碍。

3. 外伤

患者事前无准备颈部突然扭转，或肩扛重物致颈部肌肉扭伤，气血瘀滞而致颈部疼痛。

【诊断要点】

1. 晨起突感一侧颈部疼痛、酸胀不适，头歪向患侧，活动不灵，不能自由旋转后顾，如向后看时，需整个躯干向后转动。

2. 颈项部肌肉痉挛有压痛，可触及条索状硬结，斜方肌及大小菱形肌部位常有压痛。

3. 感受外邪者可有恶风、微热、头痛等表证。

4. 急性发病，病程较短，一般两三天内即能缓解，一周内多能痊愈。

【辨证分型】

1. 瘀滞型

晨起颈项疼痛，活动不利，活动时患侧疼痛加重，头部歪向患侧，局部有明显的压痛点。舌紫暗，苔薄白，脉弦紧。

2. 风寒型

颈项肩背部僵硬、酸痛，拘紧麻木。可兼见恶风、微热、头痛等表证。舌淡，苔薄白，脉弦紧。

【治疗】

1. 治则

祛风散寒，舒筋活络。以局部阿是穴和手足太阳经、手足少阳经穴位为主。

2. 取穴

主穴：落枕穴、阿是穴、列缺、中渚、后溪。

配穴：瘀滞型加悬钟、手三里；风寒型加风池、外关。

3. 操作方法

（1）将制作好的小药包用菜子油浸透，套穿在药火针针体上，药包距针尖 5 ～ 6cm，把小药包中油挤干（防止小药包燃烧时药包中油掉在皮肤上烫伤皮肤）。

（2）治疗部位常规消毒，将小药包点燃至针热，火焰稳定后点刺所选经脉及其要穴处皮肤。

（3）操作时动作要轻巧、快捷、均匀，连续操作直至小药包燃烧完毕，一次治疗结束。每日 1 次，2 ～ 3 次为一疗程。

（4）可配合毫针刺后溪、中渚、列缺、落枕穴。

【典型病案】

王某，女，28 岁，2019 年 2 月 22 日初诊。

颈肩疼痛、活动受限半日。

患者晨起后突感颈项部僵硬、酸痛，活动受限，右侧颈肩部疼痛明显，头向右侧倾斜时疼痛加重。查体：右侧颈项肌痉挛，压痛明显，舌淡，苔薄白，脉弦紧。诊断为落枕，辨证为风寒痹阻，治宜祛风散寒，舒筋活络。用药火针点刺颈肩部僵硬酸痛部位（阿是穴）处皮肤及右侧手足太阳经、手足少阳经经脉要穴如后溪、中渚、列缺、风池处皮肤，治疗1次，颈项部僵硬酸痛感明显减轻，活动灵活，连续治疗2次后痊愈。

【按语】

落枕多由睡眠姿势不良，头颈过度偏转，或睡眠时枕头过高、过低或过硬，使局部肌肉处于长时间紧张状态，持续牵拉而发生静力性损伤；或因起居不当，严冬受寒，夏日贪凉，风寒之邪侵袭颈背部，使颈背部气血凝滞，经络痹阻；或因颈部突然扭转，或肩扛重物致颈部肌肉扭伤，气血壅滞而致。其病机为气血凝滞，筋脉痹阻。病位在颈项部，与手足太阳经、手足少阳经密切相关。

药火针治疗落枕，点刺颈项部疼痛部位（阿是穴）处皮肤，针的作用、火的作用及药物燃烧时所产生的药力通过病变部位皮肤直达病所，迅速疏通病变部位气血，缓解局部肌肉痉挛。点刺手足太阳经、足少阳经经脉要穴处皮肤，因其经脉循行于颈项部，能直接激发其经气，促进气血运行，以加强通经活络，祛风散寒，缓解局部肌肉痉挛之功效。后溪为八脉交会穴，通于督脉，主治头项强痛及背痛；列缺为“四总穴”之一，“头项寻列缺”，主治头、项、颈、肩病；中渚为手少阳三焦经输穴，具有通调气机，恢复气血运行之功，主治肩背肘臂酸痛，如明代高武在《针灸聚英·肘后歌》中述：“肩背诸疾中渚下”；落枕穴主治落枕、肩臂痛。诸穴合用疾病自除。

为预防落枕的发生，患者应避免不良的睡眠姿势，枕头不宜过高、过低或过硬。睡眠时避免感受风寒之邪，防止复发。落枕发生后尽量保持头部位于正常位置，以松弛颈部肌肉。若患者反复出现落枕或落枕长时间不愈者，应考虑颈椎病的存在。

第三节 肩痹

肩痹又称肩凝症、漏肩风、冻结肩等，是以肩部疼痛和活动障碍为特征的筋伤病。西医称该病为肩关节周围炎，简称肩周炎，是指肩关节囊和关节周围软组织损伤或退变而引发的一种慢性无菌性炎症，若关节囊与周围组织发生粘连，又称“粘连性关节囊炎”。因该病好发于50岁左右，故又称“五十肩”。女性发病率高于男性，多为慢性发病。

【病因病机】

肩痹的发生多因正气亏虚，肝肾不足，筋肉失于濡养，局部组织退变；或因肩部外伤劳损，外感风寒湿邪；或因外伤闪挫长期制动，肩部筋脉不通，气血凝滞，肌肉痉挛而致。其基本病机为肩部筋脉痹阻，筋骨失养。

1. 外邪侵袭

平素调护不慎，如睡时露肩，或空调久吹肩部，或正虚卫外不固，感受风寒湿邪，邪留筋骨经脉，气血凝滞不通，不通则痛。

2. 正气亏虚

先天禀赋不足，或年老体虚，或劳损过度，或房事不节，肾气衰弱，久而及肝，肝藏血主筋，肾藏精主骨生髓，肝肾亏虚，骨弱髓空，肩部筋骨失于濡养，不荣则痛，或素乏锻炼，肺气不足，身体衰弱，复受外邪，致经络不疏，气血凝滞而致本病。

3. 外伤闪挫

肩部长期劳损，或跌仆闪挫，或搬重物用力过猛等，使肩部肌肉受伤，脉络瘀阻，闭阻不通，不通则痛。

【诊断要点】

1. 多为慢性发病，隐袭进行，或有外伤史。好发年龄为50岁左右，女性发病率高于男性。

2. 病症初发时疼痛轻微，以后逐渐加重。常因天气变化或劳累而诱发或加重。

3. 疼痛以肩关节的前、外侧为重，多为酸痛、钝痛或刀割样痛，夜间尤甚；疼痛可牵扯至同侧颈背部、肘部或手部；肩关节活动功能障碍。

4. 检查肩部无明显肿胀，肩部肌肉痉挛，病久者可见肩部肌肉萎缩，肩关节外展试验阳性。

5.X 线检查多为阴性，有时可见骨质疏松等。

【辨证分型】

1. 外邪侵袭

肩部疼痛，遇寒则痛增，得热则痛减，恶寒怕风，或肩部重着疼痛，舌淡，苔薄白或白腻，脉弦紧或弦滑。

2. 气滞血瘀

肩部肿胀，疼痛拒按，夜间为甚，肩关节活动功能受限，舌质暗或有瘀斑，苔白或黄，脉细涩。

3. 气血虚弱

肩部酸痛，劳累后加重，或伴有头晕目眩，气短乏力，心悸失眠，面色萎黄，舌淡，苔薄白，脉细弱无力。

【治疗】

1. 治则

活血通络，温经止痛。以局部阿是穴和手太阴经、手三阳经穴位为主。

2. 取穴

主穴：阿是穴、中渚、曲池、尺泽、清冷渊。

配穴：外邪侵袭加风池、外关；气滞血瘀加血海、膈俞；气血虚弱加足三里、关元。

3. 操作方法

（1）将制作好的小药包用菜子油浸透，套穿在药火针针体上，药包距针尖 5 ～ 6cm，把小药包中油挤干（防止小药包燃烧时药包中油掉在皮肤上烫伤皮肤）。

（2）治疗部位常规消毒，将小药包点燃至针热，火焰稳定后点刺病变部位（阿是穴）及所选经脉要穴处皮肤。

（3）操作时动作要轻巧、快捷、均匀，连续操作直至小药包燃烧完毕，一次治疗结束。每日 1 次，5 次为一疗程。

（4）根据病情可配合毫针刺中渚、尺泽、曲池、清冷渊，补虚泻实。

【典型病案】

韩某，男，70 岁，2019 年 4 月 1 日初诊。

左肩疼痛 3 月余，加重 1 月。

患者左肩部酸痛 3 月余，经理疗、按摩症状有所缓解，但受凉后疼痛复发。近 1 月来由于肩部受寒疼痛加重，时有刀割样痛，尤以夜间为甚，疼痛牵涉到患侧颈部、肘部，夜间常因疼痛发作而难以入睡，穿、脱衣服困难，左肩活动范围明显受限，左上肢外展、上举困难，经理疗、按摩治疗症状无明显缓解，遂来诊治。X线片无异常发现。血沉及风湿三项检查均正常。局部检查：肩部肌肉僵硬，肩关节周围压痛明显，以左肩前内侧缘为甚。舌暗淡苔白略腻，脉沉细。中医诊断：肩痹（气血亏虚，寒湿痹阻），西医诊断：肩周炎。治疗：药火针点刺左肩疼痛部位（阿是穴）处皮肤及左侧手太阴经、手三阳经经脉要穴如中渚、外关、尺泽、曲池、清冷渊处皮肤，每日1次，治疗2次后患者述疼痛减轻，夜间未出现疼痛，连续治疗5次后，疼痛明显减轻，左上肢外展、上举功能明显改善。嘱患者继续治疗，隔日1次，共治疗10次患者疼痛基本消失，肩关节功能基本恢复，嘱患者加强功能锻炼以巩固疗效。

【按语】

肩痹的发生多因正气亏虚，肝肾不足，筋肉失于濡养，局部组织退变；或因肩部外伤劳损，外感风寒湿邪；或因外伤闪挫长期制动，肩部筋脉不通，气血凝滞，肌肉痉挛而致。病位在肩部，可涉及颈、背、臂等，与肝、肾、肺等脏腑关系密切。内因为正气亏虚，肺气不足，肝肾亏损，筋失濡养；外因为感受外邪、劳损，邪凝经脉，经络痹阻，但概括起来不外“虚”“邪”“瘀”。急性发病多为外伤或感受外邪所致，多属实证；久病迁延，正气亏虚，肝肾不足，多属虚证或虚实夹杂证。

药火针治疗肩痹，用药火针点刺病患肩部（阿是穴）皮肤，直接激发人体内经气，使局部皮肤腠理开放，火热之力及药气透入皮肤以助阳扶正，逼迫风寒湿邪从毛孔发散而出，同时药火针中的药物及艾火又具有祛风除湿散寒、活血化瘀、温经通络之功效，通过点刺肩部可达到“通则不痛”，扶正祛邪，恢复正常功能的目的。点刺所选经脉要穴处皮肤，以加强疏通经络、温阳扶正之功，提高临床疗效。点刺或毫针刺中渚，因其为手少阳三焦经输穴，具有通调气机、恢复气血运行之功，主治肩背肘臂酸痛，如明代高武在《针灸聚英·肘后歌》中述：“肩背诸疾中渚下”；尺泽为手太阴经穴，具有舒筋活络的作用，治肘臂挛痛，肩前侧痛甚者刺之以助肩关节功能的恢复；曲池为手阳明经之合穴，有祛除外邪、疏通经络、利关节、止痹痛的作用；清冷渊治疗肩臂痛不能举。配合毫针刺亦能增强通经活络止痛之功。

肩痹患者平时要注意肩部保暖，避免受风寒湿邪侵袭，坚持合理的运动，以增强肩关节周围肌肉和肌腱的强度。急性期应减少肩关节活动，避免过度劳累；慢性期应积极进行肩关节功能锻炼以促进肩关节功能的恢复。

第四节　背肌筋膜炎

背肌筋膜炎是指因寒冷、潮湿、慢性劳损或外伤而使背肌筋膜及肌组织发生水肿、渗出及纤维性变而出现的一系列症状。临床以肩背部疼痛、酸痛、局部肌肉变硬，持续存在或反复发作，劳累、受凉后加重，休息后或得暖则减轻等为主要表现。

【病因病机】

1. 感受外邪

久居潮湿之地或劳累过度，汗出当风，风寒湿邪侵袭背部，背部经络痹阻，气血运行不畅，凝滞不通，不通则痛。

2. 外伤闪挫

背部长期在日常生活或劳作中处于不良体位，慢性劳损，日久背部经络不通，气血瘀滞，或跌仆闪挫、搬重物用力过猛等，使背部肌肉受伤，脉络瘀阻，闭阻不通，不通则痛。

3. 正气亏虚

先天禀赋不足或年高体虚，气血不足，背部肌肉失于气血之濡养，血不养筋，日久生痛而发；或肝肾亏虚，骨弱髓空，背部筋骨失于濡养，不荣则痛。

【诊断要点】

1. 受外伤后治疗不当、劳损或外感风寒等病史。

2. 多发于中老年人，好发于两肩胛之间，尤以体力劳动者多见。

3. 背部酸痛，肌肉僵硬，有沉重感，疼痛常与天气变化有关，阴雨天或劳累可使症状加重。

4. 背部有固定压痛点或压痛点较为广泛，背部肌肉僵硬，沿骶棘肌走行方向常可触到条索状改变，腰背功能活动大多正常，X 线摄片检查无阳性征。

【辨证分型】

1. 风寒湿邪侵袭

背部疼痛，肌肉僵硬板滞，后项、肩部牵拉性疼痛，伴有恶寒怕冷，遇寒或阴雨天加重，舌淡苔薄白，脉弦紧。

2. 气血凝滞

晨起背部板硬刺痛，活动后减轻，舌质紫暗或有瘀斑，脉涩。

3. 气血亏虚

背部隐隐作痛，时轻时重，劳累后疼痛加重，休息后则缓解，舌淡苔薄白，脉细弱。

【治疗】

1. 治则

温经通络，祛瘀止痛。以局部阿是穴和督脉、足太阳经穴位为主。

2. 取穴

主穴：阿是穴、大椎、背俞穴。

配穴：风寒湿邪外袭加风门、秉风；气血凝滞加膈俞、血海；气血亏虚加足三里、三阴交。

3. 操作方法

（1）将制作好的小药包用菜子油浸透，套穿在药火针针体上，药包距针尖 5 ～ 6cm，把小药包中油挤干（防止小药包燃烧时药包中油掉在皮肤上烫伤皮肤）。

（2）治疗部位常规消毒，将小药包点燃至针热，火焰稳定后点刺背部疼痛位（阿是穴）及督脉、足太阳经经脉及其要穴处皮肤。

（3）操作时动作要轻巧、快捷、均匀，连续操作直至小药包燃烧完毕，一次治疗结束。每日 1 次，10 次为一疗程。

【典型病案】

陈某，女，42 岁，2019 年 5 月 22 日初诊。

腰背部疼痛反复发作8年余。

8年前因外伤致胸12椎体压缩性骨折，经治疗及休息后骨折愈合，但患者腰背部经常灼痛难忍，并向肩部放射，遇阴雨天和劳累加重，且腰背僵硬不舒，经当地各大医院治疗，诊断为“背肌筋膜炎”，给予推拿、按摩、理疗、针刺、冲击波及口服“芬必得”等治疗均无明显效果。近日来又因劳累病情加重，遂来诊治。刻下：腰背部灼痛难忍，并向右肩部放射，夜间常因疼痛而难以入睡，腰背部僵硬。查体：胸12椎旁压痛明显，局部肌肉僵硬。舌质暗，苔薄，脉弦涩。中医诊断为筋痹，辨证为气滞血瘀。治宜疏通经络，活血化瘀。给予药火针治疗，药火针点刺阿是穴（腰背部疼痛部位）与督脉、足太阳经经脉及其要穴处皮肤，治疗1次后患者腰背部有轻松感，治疗3次疼痛减轻，继续治疗，连续治疗10次患者疼痛明显减轻，灼热感消失，腰背部活动较前灵活。因患者病程较长，反复发作，继续药火针治疗10次诸症完全消失，腰背部活动正常。

【按语】

背肌筋膜炎是一种慢性疼痛性疾病，又称“肌筋膜疼痛综合征”。该病属于中医学的“筋痹”范畴。筋痹始见于《素问·长刺节论》云:“病在筋，筋挛节痛，不可以行，名曰筋痹。”中医学认为，本病多因外感风寒湿邪或外伤、劳损等所致经络痹阻不通，气血凝滞不畅，不通则痛。西医学认为本病是因外伤或慢性劳损而使背肌筋膜及肌组织发生水肿、渗出、局部微循环障碍以及纤维性变所致。

对经筋病的治疗,《灵枢·经筋》提出了“治在燔针劫刺，以知为数，以痛为腧”的治疗方法。药火针治疗背肌筋膜炎，点刺局部阿是穴直达病所，腠理开放，火热之力及药气透入皮肤既能温通经络，又能逼迫风寒湿邪从毛孔发散而出，同时药火针中的药物及艾火又具有祛风除湿散寒、活血化瘀、扶助正气之功效，使局部得以温煦，气血得以运行，筋脉肌肤得以濡养而诸痛自除。点刺所选经脉及其要穴处皮肤，以增强疏通经络，祛风除湿散寒，活血化瘀，温阳扶正之功，提高临床疗效。

背肌筋膜炎患者平时应进行适度的锻炼，加强腰背肌功能。避免长期伏案工作，改变日常生活或工作中不良体位等，避免感受风寒湿邪及劳累过度，保持情志舒畅。

第五节　肱骨外上髁炎

肱骨外上髁炎又称网球肘，是以肱骨外上髁部局限性疼痛，并影响伸腕和前臂旋转功能为特征的慢性劳损性疾病。该病属于中医“肘劳”“筋伤”范畴。

【病因病机】

本病多因肘部长期反复劳累而致局部筋肉损伤，气血运行不畅，气滞血瘀，筋脉痹阻；或因劳累过度，风寒湿邪入侵，肘部经脉凝滞，肌肉失于温煦；或因局部外伤后，陈伤瘀血未祛，以致新血不生，血不荣筋，筋骨失养而发病。本病的病机为气滞血瘀，寒湿凝滞，血不荣筋。西医学认为本病多为慢性劳损致肱骨外上髁处形成急、慢性炎症所引起。

【诊断要点】

1. 多见于特殊工种或职业如砖瓦工、网球运动员或有肘部损伤病史者。

2. 肘外侧疼痛，疼痛呈持续渐进性发展。做拧衣服、扫地、端壶倒水等动作时疼痛加剧，常因疼痛而致前臂无力，握力减弱，甚至持物落地，休息时疼痛明显减轻或消失。

3. 肘外侧压痛，以肱骨外上髁处压痛明显，前臂伸肌群紧张试验阳性，伸肌群抗阻试验阳性。

4.X 线摄片检查多属阴性，偶见肱骨外上髁处骨质密度增高的钙化阴影或骨膜肥厚影像。

【辨证分型】

1. 风寒阻络

肘部酸痛麻木，屈伸不利，遇寒加重，得温痛缓，舌淡苔薄白，脉弦紧或浮紧。

2. 湿热内蕴

肘外侧疼痛，有热感，局部压痛明显，活动后疼痛减轻，伴有口干不欲饮，舌苔黄腻，脉濡数。

3. 气血亏虚

起病时间较长，肘部酸痛反复发作，提物无力，肘外侧压痛，喜揉喜按，兼见少气懒言，面色苍白，舌淡苔白，脉沉细弱。

4. 瘀血阻络

肘外侧疼痛日久，逐渐加重，拒按，活动后疼痛加剧，舌紫暗或舌下瘀青，脉涩。

【治疗】

1. 治则

活血通络，养血荣筋。以局部阿是穴及手阳明经穴位为主。

2. 取穴

主穴：阿是穴、曲池、肘髎、手三里。

配穴：风寒阻络加外关、合谷；湿热内蕴加阴陵泉；气血亏虚加足三里。

3. 操作方法

（1）将制作好的小药包用菜子油浸透，套穿在药火针针体上，药包距针尖 5 ～ 6cm，把小药包中油挤干（防止小药包燃烧时药包中油掉在皮肤上烫伤皮肤）。

（2）治疗部位常规消毒，将小药包点燃至针热，火焰稳定后点刺局部阿是穴、手阳明经经脉及其要穴如曲池、手三里、肘髎处皮肤。

（3）操作时动作要轻巧、快捷、均匀，连续操作直至小药包燃烧完毕，一次治疗结束。每日 1 次，5 次为一疗程。

（4）可配合毫针刺所选穴位，用泻法；或药火针与毫针交替运用。

【典型病案】

秦某，女，56 岁，2019 年 10 月 22 日初诊。

左侧肘部酸痛半月余，加重 1 周。

半月前因过度劳累，不慎感受风寒之邪致左肘部酸痛不适，当时未在意，近 1 周来左肘酸痛加重，左肘伸直紧握拳、旋转时疼痛明显加重，拧毛巾、扫地、提物困难，肘部怕冷，得暖则舒。经超短波、磁疗等治疗，肘部疼痛未见明显改善，遂来诊治。查体：左肱骨外上髁处压痛明显，局部无明显肿胀，舌暗淡，苔薄白，脉弦紧。诊断为筋痹，辨证为风寒阻络，治宜温经通络，祛风散寒。用药火针点刺左肘疼痛部位（阿是穴）与左侧手阳明经经脉及其要穴处皮肤，一次治疗结束后患者述肘部疼痛有所缓解，次日患者复诊述晨起疼痛明显减轻，继续药火针治疗，连续治疗5次，疼痛基本消失，肘部亦无怕冷感，为防止复发，再针2次以巩固疗效。

【按语】

本病多因肘部长期反复劳累而致局部筋肉损伤，气血运行不畅，气滞血瘀，筋脉痹阻；或因劳累过度，复感风寒湿邪，肘部经脉凝滞，肌肉失于温煦；或因局部外伤后，陈伤瘀血未去，以致新血不生，血不荣筋，筋骨失养而发病。疼痛部位在肘外侧。

肱骨外上髁炎属中医“筋痹”范畴，对于痹证的治疗，《黄帝内经》中早有记载，如《灵枢·官针》云“焠刺者，刺燔针则取痹也”，即指用火针治疗风寒湿邪引起的痹证。药火针是将针、药、火的功效融为一体，既发挥了针的作用，又发挥了艾灸和药物的作用，增强了疏通经络，祛风散寒除湿，活血化瘀，温阳扶正之功效，正如《灵枢·刺节真邪》云：“火气已通，血脉乃行。”又云：“脉中之血，凝而流止，弗之火调，弗能取之。”用药火针点刺肘部疼痛部位（阿是穴）及手阳明经经脉要穴处皮肤，使肘臂筋脉得以温煦，气血得以运行，筋脉肌肤得以濡养而疼痛自除。

肱骨外上髁炎多由慢性劳损引起，患者应尽量避免前臂剧烈活动和过度劳累，注意休息及局部保暖。

第六节　髋关节滑膜炎（成人）

髋关节滑膜炎是指因髋部过度运动、劳累或感受风寒湿邪等所致的以髋关节疼痛、肿胀、功能障碍为主要特征的病证。该病属于中医的“痹证”范畴。

【病因病机】

髋关节滑膜炎多由髋部突然扭伤或拉伤致局部肌肉、筋膜、韧带、关节囊滑膜等组织的经脉随之受伤，气血运行不畅，气滞血瘀，筋脉痹阻；或年高体弱，肝肾亏虚，髋部长期劳累，复感风寒湿邪，髋部气血凝涩不畅，筋脉痹阻而发为本病。本病以肝肾亏虚为内因，风寒湿邪侵袭及外伤为外因，病位在髋部。

【诊断要点】

1. 有下肢过度活动或扭伤史；或过度劳累，复感风寒湿邪病史。年龄在 18 ～ 70 岁之间。

2. 髋部疼痛、肿胀，跛行，可伴有同侧大腿内侧及膝关节疼痛。

3. 腹股沟处可见轻度肿胀及触痛，局部皮温不高或稍高，患侧髋关节屈曲、内收、内旋位，被动内旋、外展及伸直活动受限，且疼痛加剧，并有不同程度的股内收肌群痉挛。

4. 可见骨盆倾斜，两下肢不等长，患肢比健肢长 0.5 ～ 2cm。

5. 磁共振检查，可见关节腔积液。

【辨证分型】

1. 寒湿痹阻

髋部疼痛，跛行，伴有同侧大腿内侧及膝关节疼痛，遇寒加重，得热痛减，舌淡苔薄白，脉弦紧或浮紧。

2. 肝肾亏虚

髋部疼痛反复发作，跛行，劳累后加重，休息后减轻，伴有腰酸，乏困无力，舌红少苔，脉弦细。

3. 气滞血瘀

髋部疼痛，痛如针刺，肿胀，跛行，髋关节处压痛明显，舌紫暗或有瘀斑，脉弦涩。

【治疗】

1. 治则

温阳扶正，散寒除湿，祛瘀通络。以局部阿是穴、足太阳经及足少阳经穴位为主，足太阴经穴位为辅。

2. 取穴

主穴：阿是穴、秩边、居髎、环跳、冲门。

配穴：寒湿痹阻加命门；气滞血瘀加膈俞、血海；肝肾亏虚加肝俞、肾俞。

3. 操作方法

（1）将制作好的小药包用菜子油浸透，套穿在药火针针体上，药包距针尖 5 ～ 6cm，把小药包中油挤干（防止小药包燃烧时药包中油掉在皮肤上烫伤皮肤）。

（2）治疗部位常规消毒，将小药包点燃至针热，火焰稳定后点刺局部阿是穴（髋部疼痛部位）及所选经脉要穴处皮肤。

（3）操作时动作要轻巧、快捷、均匀，连续操作直至小药

包燃烧完毕，一次治疗结束。每日 1 次，10 次为一疗程。

【典型病案】

病案一

赵某，女，40 岁，2019 年 5 月 15 初诊。

左侧大腿根部间断性不适 1 年余，疼痛 3 天。

1 年前无明显诱因出现左侧大腿根部间断性不适，当时未在意，3 天前由于行走不慎致左侧大腿根部疼痛，活动则痛甚。查体：左髋部位压痛（+），左侧“4”字试验（+），左侧大转子叩击试验（+），屈髋试验（+），左侧髋关节活动受限，在外院做磁共振检查示：左侧髋关节处有少量积液，发病以来，食纳尚可，二便如常，舌淡苔薄白，脉细弱。中医诊断：痹证（气滞血瘀），西医诊断：左髂关节滑膜炎。用药火针点刺阿是穴（左髂关节疼痛部位）处皮肤及其所选经脉要穴处，治疗 1 次后疼痛明显减轻，继续药火针治疗日 1 次，并嘱患者尽量减少活动，共治疗 5 次疼痛完全消失。

病案二

丁某，女，68 岁，2019 年 10 月 15 日初诊。

左侧大腿根部疼痛半年余，加重 1 周。

半年前由于走路过多加之受寒后出现左侧大腿根部疼痛，疼痛难忍，夜间不能入睡，行走困难，而且疼痛向左下肢放射，左下肢感觉冰凉，在外院做磁共振检查示：①左侧髋关节处有积液；②左股骨头缺血性改变。患者即刻于外院接受治疗，经静脉注射消炎药及活血化瘀药物（具体药名不详）1 周，口服“西乐葆”“草木犀流浸液片”4 个月，并卧床休息，症状有所缓解，但稍有活动则疼痛加重，夜间不能入睡，休息后疼痛亦不能缓解，只有服止痛药方能缓解。患者再次就诊，医院建议休息，疼痛加重时口服止痛药。半年来患者疼痛时轻时重，无法胜任任何家务。近1周来又因做家务劳累后疼痛加重，行走困难而来诊治。发病以来，食纳尚可，疼痛难忍，夜间不能入睡，行走困难，二便如常，舌暗淡，苔薄白，脉沉细。辨证为寒凝血脉，气滞血瘀。用药火针点刺阿是穴（左髋关节疼痛部位）处皮肤及其所选经脉要穴处，治疗1次后患者即感疼痛减轻，药火针治疗2次后，患者来述疼痛明显减轻，且轻度劳作后无明显加重，治疗4次后患者述因有要事一天内行走7000m后左侧大腿根部疼痛，但疼痛较原来减轻，且休息后次日疼痛明显减轻，治疗8次后疼痛完全消失，因病程较长，继续药火针治疗4次以巩固疗效。2月后随访，患者述病情未复发，能胜任一切家务。

【按语】

髋关节滑膜炎属于中医“痹证”范畴，多由髋部突然扭伤或拉伤致局部肌肉、筋膜、韧带、关节囊滑膜等组织的经脉随之受伤，气血运行不畅，气滞血瘀，筋脉痹阻；或年高体弱，肝肾亏虚，髋部长期劳累，复感风寒湿邪，髋部气血凝涩不畅，筋脉痹阻而发为本病。

药火针治疗髋关节滑膜炎有很好的疗效。用药火针点刺阿是穴（病变部位）处皮肤，腠理开放，针、药、灸的功效沿皮肤腠理直达病所，迅速温通经络，逼迫风寒湿邪从毛孔发散而出，同时药火针中的药物及艾火又具有祛风除湿散寒、活血化瘀、扶助正气之功效，使局部得以温煦，气血得以运行，筋脉肌肤得以濡养而疼痛自除。点刺所选经脉要穴处皮肤，以增强疏通经络，祛风除湿散寒，活血化瘀，温阳扶正之功，提高临床疗效。

髋关节滑膜炎患者在治疗期间患肢适当制动休息，有利于损伤滑膜的修复和关节功能的恢复。平时注意保暖，避免感受风寒湿邪。

第七节　急性腰扭伤

急性腰扭伤又称“闪腰”“岔气”，是指腰部筋膜、肌肉、韧带、椎间小关节、腰骶关节的急性损伤。症见腰部疼痛，俯仰转侧不利，一侧或双侧骶肌棘痉挛，行动困难，咳嗽、喷嚏使疼痛加剧，不少患者有下肢牵涉性疼痛，大多涉及臀部、大腿后部。若处理不当或治疗不及时可转变成慢性。该病多见于青壮年、体力劳动者及偶尔参加体力劳动者。

【病因病机】

腰部扭伤多由于劳动时姿势不正、用力不当、负荷超重，或突然改变体位，或跌仆、闪挫等而致腰部软组织损伤，气血运行不畅，气滞血瘀，经络痹阻，“不通则痛”。

【诊断要点】

1. 有明显的外伤史。

2. 腰部一侧或双侧疼痛剧烈，活动受限，不能翻身、坐立或行走，常保持一定的强迫姿势，以减少疼痛。咳嗽、喷嚏及用力排便时疼痛加剧，个别患者伤后疼痛不重，但休息一夜后腰部剧痛。

3. 腰肌和臀肌痉挛或呈条索状僵硬，有明显压痛点，脊柱生理弧度改变。

4. X线摄片检查，主要显示腰椎生理前凸消失和肌性侧弯，不伴有其他改变。

【辨证分型】

1. 气滞血瘀

腰部突然闪挫，或强力负重后腰部剧烈疼痛，痛处固定不移，腰部不能伸直，俯仰屈伸、转侧困难，舌暗淡，苔薄，脉涩。

2. 湿热瘀积

劳累时身体姿势不当，用力过猛，或腰部闪扭导致的腰部灼热疼痛，可伴有口渴喜饮，大便秘结，小便黄赤，舌红，苔薄黄，脉弦滑。

【治疗】

1. 治则

祛瘀消肿，舒筋通络。以局部阿是穴和督脉、足太阳经穴位为主。

2. 取穴

主穴：阿是穴、肾俞、腰阳关、命门、三焦俞、气海俞、关元俞、志室、秩边、委中。

3. 操作方法

（1）将制作好的小药包用菜子油浸透，套穿在药火针针体上，药包距针尖 5 ～ 6cm，把小药包中油挤干（防止小药包燃烧时药包中油掉在皮肤上烫伤皮肤）。

（2）治疗部位常规消毒，将小药包点燃至针热，火焰稳定后点刺阿是穴（腰部疼痛部位）及督脉、足太阳经经脉及其要穴处皮肤。

（3）操作时动作要轻巧、快捷、均匀，连续操作直至小药包燃烧完毕，一次治疗结束。每日1次，5次为一疗程。

【典型病案】

张某，男，44岁，2019年4月23日初诊。

腰痛1周。

1周前由于运动不慎致腰部疼痛，右侧痛甚，活动受限，转侧困难，在外院诊断为“急性腰扭伤”，给予“冲击波”局部治疗，一周治疗2次后腰部疼痛未见明显缓解，遂来诊治。刻下：患者腰部疼痛，右侧为甚，腰部活动受限，夜休差。查体：精神状况尚可，脊柱正常，右侧腰大肌呈条索状僵硬，压痛明显，弯腰困难，直腿抬高试验阳性。舌暗淡苔薄，脉弦涩。患者平素无腰痛病史。辨证为气滞血瘀。用药火针点刺腰部疼痛部位及督脉、足太阳经经脉及其要穴处皮肤，1次治疗结束后患者即感腰部疼痛缓解，次日患者来诊室述夜间休息好，晨起疼痛明显减轻，继续药火针治疗，每日1次，连续治疗3次诸症消失而痊愈。

【按语】

急性腰扭伤多由于劳动时姿势不正、用力不当、负荷超重，或突然改变体位，或跌仆闪挫等而致腰部软组织损伤。好发部位多在腰部骶肌棘、腰背筋膜的附着处、棘上韧带和椎间小关节，亦可发生在两旁的腹外斜肌处。病理机制为气血瘀滞。

用药火针点刺腰部疼痛部位与督脉、足太阳经经脉及其要穴处皮肤直达病所，局部气血得以运行以达祛瘀消肿，通经活络之功效。药火针中艾火有通行血脉的功效，如《灵枢·刺节真邪》云："火气已通，血脉乃行。"气血凝涩不畅，非火调治别无良法，如《灵枢·刺节真邪》又云："脉中之血，凝而留止，弗之火调，弗能取之。"因此，药火针具有通血脉之闭、络脉之滞的功能，并以药物之性能祛除血脉中瘀滞之邪。气血通畅则邪气自散。这也符合了《素问·至真要大论》所论的"谨守病机，各司其属……疏其血气，令其条达，而致和平"。

急性腰扭伤 24 小时内尽快冰敷，冰敷持续时间一般不超过 20 分钟，每隔 2 ～ 3 小时可再次冰敷。治疗期间，患者需要卧板床休息，腰部限制活动 3 ～ 4 天，以免影响治疗效果。平时在工作、生活中，要注意姿势正确，用力时要有思想准备，避免做无准备的突然动作。

第八节 膝痹

膝痹是以膝关节的疼痛、肿胀、麻木、晨僵（晨起自感关节僵硬）及屈伸不利为主要症状的一种病证。相当于西医学的膝关节骨性关节炎，亦称为骨关节病、退行性关节炎、增生性关节炎和肥大性关节炎等。西医学认为其主要病变是关节软骨的退行性变和继发性骨质增生，病变累及关节软骨或整个关节。临床以关节疼痛、活动受限为主要症状，晚期甚至出现关节畸形。多见于中老年人，女性多于男性。

【病因病机】

膝痹多由膝部负重过度或局部损伤致膝部气血瘀滞，筋脉痹阻；或久居寒冷潮湿之地，风寒湿邪乘虚侵入筋骨，气血津液瘀滞不行，筋骨失于温煦濡养，或年老体衰，肝肾亏虚，筋骨不荣，脉络痹阻所致。

1. 外因

久居寒冷潮湿之地，风寒湿邪乘虚侵入筋骨，滞留关节，导致筋脉痹阻，日久则关节疼痛变形，活动受限而成膝痹。或因慢性劳损，或跌仆闪挫致膝部筋肉损伤，气血运行不畅，筋脉痹阻而发。

2. 内因

年老体衰，肝肾亏虚，气血失荣，肝亏则筋驰，肾亏则骨疏，肝肾亏虚则精血不充，复感风寒湿邪，筋脉痹阻；或因气血亏虚，筋脉骨骼失于濡养；或营卫失调，气血亏虚，风寒湿邪乘虚侵入，气血运行受阻，气滞血瘀，痹阻经络；或因脾胃虚弱，运化失职，湿聚成痰，痰饮停留，侵犯关节。

【诊断要点】

1. 病史：有慢性劳损或外伤史。

2. 症状：膝关节疼痛、肿胀、僵硬、无力及活动障碍。

3. 体征：关节主动或被动伸屈活动时疼痛，不同程度的活动受限，关节间隙压痛。磨髌试验阳性，关节腔有积液时浮髌试验阳性。晚期关节周围肌肉萎缩，严重时出现关节畸形。

4. X 线检查：可见关节间隙变窄、髁间棘增生、关节面下骨板硬化、关节边缘骨赘形成、关节内游离体、关节变形等。

【辨证分型】

1. 风寒湿痹

肢体关节酸楚疼痛、痛处固定，有如刀割或有明显重着感或患处表现肿胀感，关节活动欠灵活，畏风寒，得热则舒。舌质淡，苔白腻，脉紧或濡。

2. 湿热蕴结

起病较急，以病变关节红肿、灼热、疼痛，甚至痛不可触，得冷则舒为特征；可伴有全身发热，或皮肤红斑、硬结。舌质红，苔黄，脉滑数。

3. 气滞血瘀

关节刺痛，痛处固定，局部有僵硬感，或麻木不仁，舌质紫暗，苔白而干涩，脉弦涩。

4. 肝肾亏虚

膝关节疼痛，关节肿大变形，腰膝酸软无力，酸困疼痛，遇劳更甚，舌质红、少苔，脉细数。

5. 脾肾两虚

关节疼痛，肿胀变形，遇寒及劳累则痛剧，关节活动受限，四肢乏力，便溏，舌淡胖，苔薄白，脉滑。

【治疗】

1. 治则

舒筋通络，活血化瘀，扶助正气。以局部阿是穴和足阳明经、足少阳经、足太阴经穴位为主。

2. 取穴

主穴：阿是穴、犊鼻、内膝眼、鹤顶、膝阳关、阳陵泉、阴陵泉、血海、梁丘。

配穴：气滞血瘀加膈俞、委中；肝肾亏虚加肝俞、肾俞、太溪；脾肾两虚加脾俞、丰隆。

3. 操作方法

（1）将制作好的小药包用菜子油浸透，套穿在药火针针体上，药包距针尖 5 ～ 6cm，把小药包中油挤干（防止小药包燃烧时药包中油掉在皮肤上烫伤皮肤）。

（2）治疗部位常规消毒，将小药包点燃至针热，火焰稳定后点刺阿是穴（膝疼痛部位）、足阳明经、足少阳经、足太阴经经脉及其要穴处皮肤。

（3）操作时动作要轻巧、快捷、均匀，连续操作直至小药包燃烧完毕，一次治疗结束。每日 1 次，10 次为一疗程。一个疗程结束休息 2 天可进行第二个疗程。病变严重者可 1 次连续用 2 个药包。

【典型病案】

王某，女，53 岁，2019 年 6 月 18 日初诊。

双膝关节肿胀疼痛 10 余年。

10 年前由于负重过度不慎损伤膝部，致双膝关节疼痛并逐年加重，经中药湿热敷、理疗、外敷止痛膏等治疗，症状时轻时重，近 1 年来双膝关节肿胀疼痛加重，行走不便，遇寒冷及劳累则痛剧，得热及休息后有所缓解，曾用中药、针灸、关节腔注射等治疗症状有所缓解，但稍有不慎则疼痛加重，遂寻求药火针治疗。刻下：双膝关节肿胀疼痛，以右膝为甚，行走不便，平素怕冷，神疲乏力，便溏，食纳及睡眠尚可。查体：双膝关节肿大，局部皮肤不红，皮温不高，双膝内外侧膝眼及髌骨周围压痛明显，髌骨研磨试验阳性，浮髌试验阳性。X 线检查示：双膝骨性关节炎。舌暗淡，苔薄白，脉濡滑。中医诊断：膝痹，证属脾肾两虚兼寒湿痹阻，治宜温补脾肾，舒筋活络。用药火针点刺阿是穴（膝关节疼痛部位）与足阳明经、足少阳经、足太阴经经脉及其要穴处皮肤，每日 1 次，10 次一疗程。经药火针治疗10次双膝肿胀疼痛减轻，治疗2个疗程症状基本完全消失，因病程较长，再针5次以巩固疗效。半年后随访，病情稳定。

【按语】

膝痹属于中医学“骨痹”范畴，多由膝部负重过度或局部损伤，气滞血瘀，筋脉痹阻；或久居寒冷潮湿之地，风寒湿邪乘虚侵入筋骨，气血津液淤滞不行，筋骨失于温煦濡养所致；或年老体衰，肝肾亏虚，气血不足，复感风寒湿邪，筋脉痹阻所致，如《张氏医通》云：“膝为筋之府，膝痛无有不因肝肾虚者，虚则风、寒、湿气袭之。”所以肝肾亏虚是膝骨性关节炎的病变根本，风寒湿邪是致痹之外因。膝痹的病变部位在膝部，主要病机为肝肾亏虚，气血不足，筋骨不坚。属本虚标实证。

药火针点刺膝部阿是穴及所选经脉要穴处皮肤治疗膝痹具有良好的疗效。药火针中小药包含活血化瘀、消肿止痛、散寒除湿之药物，药包燃烧时产生的药力与艾火及针刺的作用融为一体，通过患部皮肤直达病所，使局部得以温煦，气血得以运行，筋脉肌肤得以濡养而达到舒筋通络、散寒除湿、活血化瘀、扶助正气之功。由于针、药、灸的叠加效应，增强了舒筋通络、散寒除湿、活血化瘀、扶助正气之功，所以临床上取得了良好的疗效。

膝痹患者治疗期间应注意局部保暖，减少膝关节的活动，避免久站、久立、久行及负重过度。平时应注意锻炼身体，增强抗病能力。

第九节 跟痛症

跟痛症主要是指跟骨跖面由于慢性损伤所引起的以疼痛及行走困难为主的病证。多见于 40 ～ 60 岁的中老年人，体型肥胖更易患此病。西医学认为，跟痛症多由跖筋膜炎、跟骨下脂肪垫炎、足跟滑囊炎、跟骨骨刺等引起。本病起病缓慢，少数可急性发作，多发于一侧。与劳损和退变有密切关系。

【病因病机】

跟痛症多因年老肝肾亏虚，复感风寒湿邪，滞留足跟部，或久病体虚，气血衰少，筋脉失于濡养，或因体态肥胖，体重增加，久行久站造成足底皮肤、皮下脂肪、跖腱膜负荷过重，损伤足跟，局部气血运行不畅，气滞血瘀，筋脉痹阻，不通则痛，或跌仆闪挫致足跟筋肉损伤，气血瘀滞，不通则痛。

【诊断要点】

1. 起病缓慢，多为一侧发病，可有数月或数年的病史。

2. 足跟部疼痛，行走加重。典型者晨起后站立或久坐起身站立时足跟部疼痛剧烈，行走片刻后疼痛缓解，但行走或站立过久疼痛又加重。

3. 跟骨的跖面和侧面有压痛，局部无明显肿胀。若跟骨骨质增生较大时，可触及骨性隆起。

4.X 线摄片常见有骨质增生，临床表现与 X 线片表现常不一致，有骨质增生者可无症状，有症状者可无骨质增生。

5. 排除骨肿瘤、骨结核、骨折等其他原因引起的足跟痛。

【辨证分型】

1. 寒湿凝滞

足跟冰凉、疼痛、麻木，遇寒冷或阴雨天加重，得热则痛减，平素怕风恶寒，舌淡，苔薄白，脉弦紧或弦滑。

2. 气滞血瘀

足跟痛如锥刺，疼痛拒按，行走加剧，夜间痛甚，舌质紫暗或有瘀斑，脉弦细涩。

3. 肝肾亏虚

足跟部酸痛、隐痛，喜揉喜按，劳累后加重，伴有腰膝酸软，疲乏无力，舌淡，苔白，脉沉细弱。

【治疗】

1. 治则

祛风散寒除湿，舒筋通络，温阳扶正。以局部阿是穴和足太阳经、足少阴经穴位为主。

2. 取穴

主穴：阿是穴、仆参、申脉、大钟、照海。

配穴：寒湿凝滞加昆仑；气滞血瘀加委中、承山；肝肾亏虚加太溪、三阴交。

3. 操作方法

（1）将制作好的小药包用菜子油浸透，套穿在药火针针体上，药包距针尖 5 ~ 6cm，把小药包中油挤干（防止小药包燃烧时药包中油掉在皮肤上烫伤皮肤）。

（2）治疗部位常规消毒，将小药包点燃至针热，火焰稳定后点刺阿是穴及足太阳经、足少阴经经脉要穴处皮肤。

（3）操作时动作要轻巧、快捷、均匀，连续操作直至小药

包燃烧完毕，一次治疗结束。每日 1 次，5 次为一疗程。疼痛较甚者可 1 次连续用 2 个药包。

【典型病案】

廖某，男，56 岁，2019 年 5 月 28 日初诊。

双足跟疼痛 1 年余，加重 1 月。

1 年前无明显原因先后出现双足跟疼痛，以右足为甚，行走过多后疼痛加重，当时在外院行 X 线摄片检查未发现异常。经中药泡脚、理疗及冲击波等治疗后症状缓解，但行走过多后症状复发。近 1 月来因工作原因行走过多疼痛加重，遂来诊治。刻下：双足跟疼痛，右足跟痛甚，行走困难，食纳可，睡眠欠佳，舌暗淡苔薄白，脉弦涩。检查：双足跟局部无肿胀，压痛明显，以右足为甚。诊断：跟痛症，辨证为气滞血瘀。用药火针点刺足跟疼痛部位与足太阳经、足少阴经经脉及其要穴处皮肤，治疗 1 次，患者次日来述疼痛减轻。继续药火针疗法治疗，日 1 次，连续治疗 10 次疼痛完全消失，行走正常，临床痊愈。

【按语】

跟痛症属于中医学的“骨痹”范畴，发病原因多与老年肝肾亏虚，或病后体虚，气血衰少，筋脉失养；或体虚复感风寒湿邪，滞留足跟，寒湿凝滞，筋脉痹阻；或外伤及慢性劳损，局部气血瘀滞所致。病位在足跟，病理机制为肝肾亏虚，筋脉痹阻。

跟痛症的治疗，用药火针点刺足跟疼痛部位与足少阴经、足太阳经经脉及其要穴如太溪、大钟、照海、涌泉、昆仑、仆参、申脉处皮肤，局部皮肤腠理开放，风寒湿邪通过毛孔直接排出体外，药包燃烧时所产生的药力及热力直达病所，通过毛孔直接激发经气，局部得以温煦，气血得以运行，筋脉肌肤得以濡养而达舒筋通络，散寒除湿，活血化瘀之功；同时药火针点刺足太阳经、足少阴经经脉及其要穴处皮肤，又具有温阳补肾壮骨之功，筋骨强健，经络气血畅通则疼痛自除。

足跟痛治疗期间要注意休息，避免过久站立，减少行走，避免过多负重，注意局部保暖，并在患足鞋内放置海绵垫，以减少足部压力。

第十节　筋瘤

筋瘤是以筋脉色紫，青筋垒垒，盘曲突起如蚯蚓状，形成团块为主要表现的浅表静脉病变。《外科正宗》云：“筋瘤者，坚而色紫，垒垒青筋，盘曲甚者，结若蚯蚓。”筋瘤好发于下肢，相当于西医学的下肢静脉曲张交错所形成的静脉团块。

【病因病机】

先天禀赋不足，筋脉薄弱；或长期从事站立负重工作，过度劳累，耗伤气血，气血运行不畅；或多次妊娠，气滞血瘀，筋脉纵横，血壅于下，结成筋瘤；或骤受风寒，或涉水淋雨，寒湿侵袭，凝结筋脉，筋挛血瘀，成块成瘤；或因外伤筋脉，瘀血凝滞，阻滞筋脉络道而成。

【诊断要点】

1. 好发于长久站立工作者或怀孕的妇女，多见于两小腿。

2. 早期感觉患肢酸胀不适和疼痛，站立时明显，行走或平卧时消失。患肢静脉逐渐怒张，小腿静脉盘曲如条索状，色带青紫，甚则状如蚯蚓，瘤体质地柔软。

3. 抬高患肢或向远心方向挤压可缩小，但患肢下垂或放手顷刻充盈回复。可在肿胀处出现红肿、灼热、压痛等症状。

4. 病程久者，患肢皮肤萎缩、瘙痒，颜色褐黑，易伴发湿疮和臁疮（慢性溃疡）。

【辨证分型】

1. 气虚血瘀

久站久行或劳累时瘤体增大，下坠不适感加重；常伴气短乏力，脘腹胀满，腰酸；舌淡，苔薄白，脉细缓无力。

2. 寒湿凝筋

瘤色紫暗，喜暖，下肢轻度肿胀；伴形寒肢冷，口淡不渴，小便清长；舌淡暗，苔白腻，脉弦细。

3. 气滞血瘀

青筋盘曲，状如蚯蚓，表面色青紫，患肢肿胀疼痛；舌紫暗或有瘀点，脉细涩。

【治疗】

1. 治则

舒筋活血，祛瘀散结。以阿是穴为主，足三阳经、足三阴经穴位为辅。

2. 取穴

主穴：阿是穴（凸起静脉处）。

配穴：气虚血瘀加足三里、血海、三阴交；寒湿凝滞加阴陵泉、三阴交；气滞血瘀阳陵泉、太冲、膈俞。

3. 操作方法

（1）将制作好的小药包用菜子油浸透，套穿在药火针针体上，药包距针尖 5 ～ 6cm，把小药包中油挤干（防止小药包燃烧时药包中油掉在皮肤上烫伤皮肤）。

（2）治疗部位常规消毒，将小药包点燃至针热，火焰稳定后点刺阿是穴（凸起静脉处）与足三阳经、足三阴经经脉及其要穴处皮肤。

（3）操作时动作要轻巧、快捷、均匀，连续操作直至小药包燃烧完毕，一次治疗结束。每日 1 次，5 次为一疗程。疼痛较甚者可 1 次连续用 2 个药包。

（4）可配合三棱针放血疗法。

【典型病案】

李某，男，80 岁，2020 年 1 月 6 日初诊。

双小腿脉络迂曲形似蚯蚓 20 年，时有酸痛感 10 年，加重 2 周。

20 年前由于长时间站立，双侧小腿出现脉络迂曲、扩张、形似蚯蚓状，当时未在意，10 年前出现双下肢酸痛憋胀不适，在某医院诊断为“双下肢静脉曲张”。长期间断服用活血通络的药物，加之自己经常锻炼，症状减轻。近 2 周来又因长时间站立，双下肢酸痛、沉重、憋胀感加重，伴有疲乏无力，遂来诊治。刻下：双下肢酸痛、沉重、憋胀不适，疲乏无力，小腿内后侧可见 2 处脉络蚯蚓状突起，小腿及足踝部轻度肿胀，局部颜色变暗，触之冰凉，舌质暗淡，苔薄白，脉沉涩。中医诊断：筋瘤，辨证为气虚血瘀。西医诊断：下肢静脉曲张。用药火针点刺阿是穴（凸起静脉处）与足三阳经、足三阴经经脉及其要穴处皮肤，治疗2次后，下肢酸痛憋胀感明显减轻。继续药火针治疗12次后，蚯蚓状血管扩张基本变平，小腿不适感完全消失，皮肤颜色恢复正常。

【按语】

筋瘤相当于西医学的下肢静脉曲张，《灵枢·刺节真邪》云："筋曲不得伸，邪气居其间而不反，发为筋瘤。"其特点是：筋脉色紫，盘曲突起如蚯蚓状，形成团块，伴有患肢酸胀不适，病久可伴发湿疮、臁疮。临床应与血瘤相鉴别。

筋瘤的发生多因先天禀赋不足，筋脉薄弱；或长期从事站立负重工作，过度劳累，耗伤气血，气血运行不畅，气滞血瘀；或骤受风寒，或涉水淋雨，寒湿侵袭，凝结筋脉，筋挛血瘀，成块成瘤；或因外伤筋脉，瘀血凝滞，阻滞筋脉络道而成。治疗以舒筋活血，祛瘀散结为原则。

药火针将针、药、灸的功效融为一体，具有舒筋活血，祛瘀散结的功效。药火针直接点刺筋瘤部位及筋瘤部位所过经脉要穴处皮肤，取意于"善治者治皮毛"，使毛孔开放，放开门路使风、寒、湿邪外出。正如《灵枢·刺节真邪》所言的"为开道乎辟门户，使邪得出病乃已"。筋瘤的病理机制主要为瘀血凝滞，《灵枢·刺节真邪》云："火气已通，血脉乃行。"又云："脉中之血，凝而留止，弗之火调，弗能取之。"所以运用药火针点刺局部以达舒筋活血，调畅气血之功。火性燥而热，属纯阳，药火针之阳，加之燃烧药物产生的热力与药力，通过皮部直接激发经气，鼓舞气血运行，温壮脏腑阳气，脏腑功能正常，寒湿、瘀血诸邪消除，诸症自愈。

患者症状较重者，可配合三棱针放血以提高临床疗效。治疗期间要注意保护下肢，防止外伤和感染，伴有局部湿疮者，要积极治疗湿疮，此时不宜用药火针点刺湿疮部位，可循经点刺以温通经络。

第十一节　踝关节扭伤

踝关节扭伤是指踝关节跖屈位时足底突然向内或向外翻转，而造成踝部扭伤的病证。临床以踝部疼痛和活动障碍为主要症状。

【病因病机】

本病多因踝关节突然受到过度的内翻或外翻暴力引起。如行走或跑步时踏在不平的地面上，上下楼梯、走坡路时不慎失足踩空，或踢球、骑车等运动中不慎跌倒，使踝关节突然过度内翻或外翻。

临床上有内翻损伤与外翻损伤之分。内翻损伤中以跖屈内翻扭伤多见，因踝关节处于跖屈时，距骨可向两侧轻微活动而使踝关节不稳定，容易损伤外侧的腓距前韧带；单纯内翻损伤时，容易损伤外侧的腓跟韧带；外翻损伤，由于三角韧带比较坚强，较少发生，但严重时可引起下胫腓韧带撕裂及腓骨下端骨折。

【诊断要点】

1. 有明显的踝关节扭伤史。

2. 受伤后踝部疼痛、肿胀，活动障碍。

3. 可有明显的皮下瘀斑或皮肤青紫。

4. 患者呈跛行步态。

5. 内翻损伤者外踝前下方压痛明显，内翻应力试验阳性。

6. 外翻损伤者内踝前下方压痛明显，外翻应力试验阳性。

7. X 线摄片检查：踝关节无骨折及明显脱位。

【辨证分型】

1. 血瘀气滞

损伤早期，踝关节疼痛，活动时加剧，局部明显肿胀及皮下瘀斑，关节活动受限。舌红，边有瘀点，脉弦。

2. 筋脉失养

损伤后期，关节持续隐痛，轻度肿胀，或可触及硬结，步行欠力。舌淡，苔白，脉弦细。

【治疗】

1. 治则

活血通络，舒筋止痛。以局部阿是穴和足三阳经穴位为主。

2. 取穴

主穴：阿是穴、丘墟、申脉、昆仑、悬钟、解溪。

3. 操作方法

（1）将制作好的小药包用菜子油浸透，套穿在药火针针体上，药包距针尖 5 ～ 6cm，把小药包中油挤干（防止小药包燃烧时药包中油掉在皮肤上烫伤皮肤）。

（2）治疗部位常规消毒，将小药包点燃至针热，火焰稳定后点刺阿是穴（疼痛部位）与足三阳经经脉及其要穴如丘墟、申脉、昆仑、悬钟、解溪处皮肤。

（3）操作时动作要轻巧、快捷、均匀，连续操作直至小药

包燃烧完毕，一次治疗结束。每日 1 次，3 ～ 5 次为一疗程。

【典型病案】

杨某，女，56 岁，2019 年 4 月 17 日初诊。

右脚外踝部疼痛反复发作 5 年余，加重 3 天。

5 年前因打羽毛球不慎右脚扭伤，外踝部疼痛、肿胀，行走困难，当时去外院诊治，骨科建议回家休息，局部冷敷，口服止痛药等治疗，疼痛症状基本消失，但每因天阴下雨或走路过多则疼痛复发，近 3 天来又因走路不慎疼痛加重，遂来诊治。刻下：右脚外踝部疼痛，活动不利，食纳及睡眠尚可，二便如常。查体：右脚外踝部轻度肿胀，压痛明显，舌暗淡，苔薄白，脉弦细。诊断为踝关节扭伤，证属筋脉痹阻，治宜舒筋通络，活血止痛。用药火针点刺右脚踝外侧阿是穴（疼痛部位）及足三阳经经脉穴位如丘墟、申脉、昆仑、悬钟、解溪处皮肤，1 次治疗结束患者即感疼痛减轻，治疗 3 次痊愈，再针 2 次巩固疗效。

【按语】

踝关节扭伤多因踝关节突然受到过度的内翻或外翻暴力引起。如行走或跑步时踏在不平的地面上，上下楼梯、走坡路时不慎失足踩空，或踢球、骑车等运动中不慎跌倒，使踝关节突然过度内翻或外翻。属于中医学的“筋伤”范畴。病理机制为气滞血瘀，筋脉痹阻。治宜舒筋通络，活血止痛。

药火针治疗踝关节扭伤，无论新伤、旧伤均有较好的疗效，用药火针点刺阿是穴（踝关节疼痛部位）及足三阳经经脉要穴出处皮肤，直达病所，《灵枢·刺节真邪》云：“火气已通，血脉乃行。”又云：“脉中之血，凝而留止，弗之火调，弗能取之。”所以运用药火针点刺局部既能舒筋通络，活血止痛，又调畅气血，濡养筋脉，局部的筋脉得以濡养，经络通畅则疼痛自止。

踝部扭伤早期（24 小时内），瘀肿严重者可局部冷敷，忌手法按摩。踝关节的严重损伤、韧带撕裂伤，易造成韧带松弛，要注意避免反复损伤，以免形成习惯性踝关节损伤。

第八章　妇科疾病

第一节　妇人腹痛

妇女不在行经、妊娠及产后期间发生小腹或少腹疼痛，甚则痛连腰骶者，称为“妇人腹痛”，亦称“妇人腹中痛”。《金匮要略·妇人杂病脉证并治》有“妇人腹中诸疾痛，当归芍药散主之”及“妇人腹中痛，小建中汤主之”的记载。本病相当于西医学的盆腔炎、附件炎及盆腔瘀血症等引起的腹痛。本节主要论述妇科慢性炎症引起的腹痛。

【病因病机】

本病主要机理为冲任虚衰，胞脉失养，“不荣则痛”；冲任阻滞，胞脉失畅，“不通则痛”。临床常见有肾阳虚衰、气血虚弱、气滞血瘀、寒湿凝滞及湿热蕴结等类型。

1. 肾阳虚衰

禀赋不足，肾气不充，或房事过度，命门火衰，或经期摄生不慎，感受风寒，寒邪入里，损伤肾阳，冲任失于温煦，胞脉虚寒，血行迟滞，以致腹痛。

2. 气血虚弱

素禀体虚，血虚气弱，或忧思太过，饮食不节，劳逸过度，损伤脾胃，化源匮乏；或大病久病，耗伤气血，以致冲任血虚，胞脉失养而痛；血虚气弱，运行无力，血行迟滞亦痛。

3. 气滞血瘀

素性抑郁，或忿怒过度，肝失调达，气机不利，气滞而血瘀，冲任阻滞，胞脉血行不畅，不通则痛。

4. 寒湿凝滞

多因经期产后，冒雨涉水，感寒饮冷，或久居寒湿之地，寒湿伤及胞脉，血为寒湿所凝，冲任阻滞，血行不畅，不通则痛。

5. 湿热瘀结

素有湿热内蕴，流注下焦，阻滞气血，瘀积冲任；或经期产后，余血未尽，感受湿热之邪，湿热与血搏结，瘀阻冲任，以致胞脉血行不畅，不通则痛。

【诊断要点】

1. 生育年龄妇女，曾有生产、流产史，宫腔内手术史，或放置宫内节育器史。

2. 不在行经、妊娠及产后期间发生少腹或下腹部疼痛，甚则痛连腰骶，经前或经期加重，神疲乏力，或伴有发热，或有阴道肛门坠痛，经前乳房胀痛，经前期有排便痛，疼痛每在劳累、久站或性交后加重，或伴有带下量多，色黄有臭味。

3. 妇科检查可见宫颈肥大或有糜烂，子宫体略大，有压痛，活动受限或粘连固定，或宫颈举痛。宫旁及附件区压痛明显，或扪及片状增厚。

4. 实验室检查：慢性炎症期白细胞计数多正常。

5. B 超检查：排除异位妊娠、妇科肿瘤及肠痈等。

【辨证分型】

1. 肾阳虚衰

小腹冷痛下坠，绵绵不休，喜温喜按，腰酸膝软，头晕耳鸣，畏寒肢冷，小便频数，夜尿量多，大便不实，舌淡，苔白滑，脉沉弱。

2. 气血虚弱

小腹隐痛，绵绵不休，喜按喜揉，头晕眼花，心悸少寐，大便燥结，面色萎黄，舌淡，苔少，脉细无力。

3. 气滞血瘀

小腹或少腹胀痛，拒按，胸胁、乳房胀痛，脘腹胀满，食欲欠佳，烦躁易怒，时欲太息，舌紫暗或有紫点，脉弦涩。

4. 寒湿凝滞

小腹冷痛，痛处不移，得温痛减，带下量多，色白质稀，形寒肢冷，面色青白，舌淡，苔白腻，脉沉紧。

5. 湿热瘀结

小腹疼痛拒按，有灼热感，或有积块，伴腰骶胀痛，低热起伏，带下量多，黄稠，有臭味，小便短黄，舌红，苔黄腻，脉弦滑而数。

【治疗】

1. 治则

调理冲任，疏通经络。以阿是穴（腹痛部位）和任脉、足阳明经、足少阴经穴位为主，足厥阴经穴位为辅。

2. 取穴

主穴：阿是穴、天枢、关元、气海、中极、中注。

配穴：肾阳虚衰加肾俞、命门；气血虚弱加足三里、三阴交；气滞血瘀加膈俞、太冲；寒湿凝滞加归来。

3. 操作方法

（1）将制作好的小药包用菜子油浸透，套穿在药火针针体上，药包距针尖 5 ～ 6cm，把小药包中油挤干（防止小药包燃烧时药包中油掉在皮肤上烫伤皮肤）。

（2）治疗部位常规消毒，将小药包点燃至针热，火焰稳定后点刺阿是穴（腹痛部位）、所选经脉及其要穴处皮肤。

（3）操作时动作要轻巧、快捷、均匀，连续操作直至小药包燃烧完毕，一次治疗结束。每日 1 次，10 次为一疗程。

【典型病案】

杨某，女 43 岁，2019 年 3 月 18 日初诊。

小腹伴腰骶胀痛半年，加重 1 月。

患者于半年前无明显诱因出现小腹胀痛，以左侧为甚，伴有腰骶坠胀不适，在外院诊断为“慢性盆腔炎”，经抗感染、灌肠等治疗，症状缓解，但稍有不慎则上述症状加重。近 1 月来，小腹胀痛加重，伴有烦躁易怒，胸胁胀满，善太息，腰骶坠胀，白带量多，黄稠，舌质暗，苔黄腻，脉弦滑。中医辨证为气滞血瘀，兼湿热蕴结。用药火针点刺阿是穴、任脉及所选经脉要穴处皮肤，1 次治疗结束后患者即感小腹胀痛有所减轻，连续治疗 1 周上述症状基本消失，为巩固疗效，再针 3 次。

【按语】

妇人腹痛多由肾阳虚损，或经期摄生不慎，感受风寒，寒邪入里，损伤肾阳，冲任失于温煦，胞脉虚寒，血行迟滞而致；或因素体虚弱，或忧思太过，饮食不节，劳逸过度，损伤脾胃，化源匮乏；或大病久病，耗伤气血，以致冲任血虚，胞脉失养而痛；或因素性抑郁，或忿怒过度，肝失调达，气机不利，气滞而血瘀，冲任阻滞，胞脉血行不畅，不通则痛；或因经期产后，冒雨涉水，感寒饮冷，或久居寒湿之地，寒湿伤及胞脉，血为寒湿所凝，冲任阻滞，血行不畅，不通则痛；或因素有湿热内蕴，流注下焦，阻滞气血，瘀积冲任；或经期产后，余血未尽，感受湿热之邪，湿热与血搏结，瘀阻冲任，以致胞脉血行不畅，不通则痛。其主要机理为冲任虚衰，胞脉失养，"不荣则痛"，以及冲任阻滞，胞脉失畅，"不通则痛"。本病相当于西医学的盆腔炎、附件炎及盆腔瘀血症等引起的腹痛。

药火针治疗妇人腹痛，主要是由于药火针具有温通经络、行气化瘀的作用，通过点刺阿是穴及所选经脉要穴处皮肤，由皮肤、经脉、腧穴将火热之力及药物燃烧时所产生的药气直接导入人体，从而达到温通经络、促进气血运行的目的，气血畅通则痛止，即"通则不痛"；药火针又具有温阳扶正、祛风除湿散寒、以热泻热的作用，故用药火针点刺阿是穴及其所选经脉要穴处皮肤，直达病所，鼓舞气血运行，温壮脏腑阳气，脏腑功得以正常运转，肾阳虚衰得以消除，气血虚弱得以恢复；通过点刺患部皮肤、腧穴、经脉，局部皮肤腠理开放，火热之力及药气透入皮肤、腧穴内以助阳扶正，逼迫寒湿诸邪从毛孔发散而出，同时所用药物也具有除湿散寒的作用，所以寒湿凝滞得以祛除；药火针通过点刺患部皮肤，借助其火热以强开外门，从而使湿热诸邪外泄体外，达到"火郁发之"。所以，用药火针治疗妇人腹痛取得了良好的疗效。

平素患者应清淡饮食，忌食辛辣、油腻等食品，保持情志舒畅，避免过度劳累或房事过度，减少人工流产次数，注意经期卫生，保持外阴、内裤清洁。

第二节 产后身痛

产褥期内，出现肢体或关节酸楚、疼痛、麻木、重着者，称为“产后身痛”，又称“产后关节痛”“产后痹证”“产后痛风”。西医妇产科学中的产褥期因风湿、类风湿引起的关节痛、产后坐骨神经痛可参照本病辨证论治。

【病因病机】

本病的发生多因产后精血亏虚，肢体关节筋脉失养，不荣而痛，或因产后气血亏虚，风寒湿热之邪乘虚入侵，肢体关节经络气血凝滞，不通而痛。本病气血亏虚为本，风寒湿邪瘀结为标，属本虚标实证。常见病因有外邪侵袭、气血虚弱、瘀血阻络、肾气亏虚。

1. 风寒侵袭

产后百节空虚，卫表不固，腠理不密，若起居不慎，风寒湿邪乘虚而入，稽留于肢体关节，使气血运行不畅，不通则痛。

2. 气血亏虚

素体虚弱，或产时、产后失血过多，阴血亏虚，四肢百骸空虚，肢体关节筋脉失养，以致肢体酸楚、麻木、疼痛。

3. 血瘀

产后恶露不下或恶露未净，或因难产手术，伤气动血，或因感受寒热，寒凝或热灼致瘀，瘀阻经络、关节而致疼痛。

4. 肾虚

素体肾虚，复因生产耗伤精血，损及肾精，肾精亏虚，故肾所主养的腰、膝、足跟等部位失养而疼痛。

【诊断要点】

1. 产时、产后失血过多，产褥期起居不慎，当风感寒，居住环境潮湿阴冷。

2. 产褥期出现肢体关节酸楚、疼痛、麻木、重着，畏寒恶风，关节活动不利，甚则关节肿胀。

3. 辅助检查：抗“O”、类风湿因子、C反应蛋白、血沉均正常。

【辨证分型】

1. 气血亏虚证

产后遍身关节酸楚、疼痛，肢体麻木，面色萎黄，头晕心悸，舌淡苔薄，脉细弱。

2. 血瘀证

产后肢体关节疼痛，或关节刺痛，按之痛甚，恶露量少，色紫暗夹有血块，小腹疼痛，拒按，舌暗，苔白，脉弦涩。

3. 肾虚证

产后腰膝酸痛、足跟疼痛，难于仰俯，两腿无力，头晕耳鸣，夜尿多，面色晦暗，舌淡暗，脉沉细弦。

4. 风寒证

产后肢体关节疼痛，屈伸不利，或痛无定处，或冷痛剧烈，得热则舒，或关节肿胀、麻木、重着，伴恶寒怕风，舌淡苔薄白，脉濡细。

【治疗】

1. 治则

养血活血，通络止痛。以局部经穴和阿是穴为主。

2. 取穴

主穴：局部经穴，阿是穴。

配穴：气血亏虚者加关元、气海；肾虚者加腰俞、肾俞、命门。风寒外袭加血海、关元。

3. 操作方法

（1）将制作好的小药包用菜子油浸透，套穿在药火针针体上，药包距针尖 5 ～ 6cm，把小药包中油挤干（防止小药包燃烧时药包中油掉在皮肤上烫伤皮肤）。

（2）治疗部位常规消毒，将小药包点燃至针热，火焰稳定后点刺阿是穴（疼痛部位）及疼痛部位所过经脉及其要穴处皮肤。

（3）操作时动作要轻巧、快捷、均匀，连续操作直至小药包燃烧完毕，一次治疗结束。每日 1 次，5 ～ 10 次为一疗程，病情严重者可每次 2 个药包。

（4）一个疗程治疗结束后休息 2 天，继续下一个疗程治疗。

【典型病案】

郭某，女，32 岁，2020 年 3 月 20 日初诊。

产后 2 月，头痛，怕风，肢体冰凉疼痛 40 天。

患者于 2 个月前行剖宫产术，术后 20 天由于不慎感受风寒，出现头痛，怕风，肢体冰凉酸痛，遇冷加重，得热则减轻，当时未做治疗。现产后 40 天仍感头痛，怕风，肢体冰凉酸痛较前加重，伴有疲乏无力，遂来诊治。发病以来，纳谷不香，大便溏薄，小便尚可。查体：神清，精神欠佳，面色无华，舌淡胖边有齿痕，苔薄白，脉细弱。辅助检查：抗“O”、类风湿因子、C反应蛋白、血沉均正常。中医辨证为气血两虚，风寒袭络。治宜补益气血，祛风散寒。用药火针点刺头部、肢体冰凉酸痛部位及局部经脉要穴处皮肤，日1次，5次一疗程，治疗1个疗程后患者头痛，怕风消失，肢体冰凉酸痛明显减轻，1个疗程结束休息2天，继续第2个疗程，共治疗3个疗程，诸症完全消失，疾病告愈。

【按语】

产后身痛多因产后精血亏虚，肢体关节筋脉失养，不荣而痛，或因产后气血亏虚，风寒湿之邪乘虚入侵，肢体关节经络气血凝滞，不通而痛，如《妇人大全良方》所述：“产后中风、筋脉挛急者，是气血不足，脏腑俱虚，风寒之邪客之成痹而身痛。”本病气血亏虚为本，风寒湿邪瘀结为标，属本虚标实证。

药火针通过点刺阿是穴（疼痛部位）及其经脉、腧穴处皮肤，由皮肤及其经脉、腧穴将火热及药气直接导入人体，被导入的火热及药气通过皮肤、腧穴、经脉在人体内直接激发经气，鼓舞血气运行，温壮脏腑阳气，从而达到温通经络、补益气血的作用。药火针将针、药、灸的功效融为一体，既发挥了针刺、药物的作用，又发挥了艾灸的作用。火性燥而热，乃纯阳，药火针之阳，加之燃烧药物产生的热力与药力，通过点刺患部皮肤，毛孔开放，逼迫风寒湿之邪通过毛孔发散而出。同时药火针所用药物又具有补益气血、祛风除湿散寒的作用，所以，无论是因产后精血亏虚，筋脉失养所致的身痛，还是因气血亏虚，风寒湿邪乘虚入侵，经络不通，气血凝滞所致的身痛，均有良好的疗效。

患者应保持情志舒畅，注意保暖，避免感受风寒及劳累过度，多吃易于消化且又富含营养的食物，禁食寒凉食物和冷饮，禁食辛辣及肥腻食物，适当运动，如慢走、做操、打拳等，以增强机体抵抗力。

第三节 痛经

凡在行经前后或经期，周期性出现小腹疼痛，或痛引腰骶，甚至剧痛难忍，伴有恶心呕吐、出冷汗者，称为“痛经”，也称“经行腹痛”。痛经分为原发性痛经和继发性痛经，原发性痛经以青少年女性多见，继发性痛经以育龄期妇女常见。

【病因病机】

痛经的发生多因气滞血瘀、寒凝血瘀、湿热瘀阻、气血虚弱、肝肾亏损所致。

1. 气滞血瘀

平素情志抑郁，或恚怒伤肝，肝失调达疏泄，肝气郁结，气机不畅，气滞则血亦滞，由滞而瘀，致冲任气血瘀滞，经血运行不畅，经前或经期，气血下注冲任，胞脉气血更加壅滞，不通则痛。正如《张氏医通》所述：“经行之际……若郁怒则气逆，气逆则血滞于腰腿心腹背肋之间，遇经行时则痛而重。”

2. 寒凝血脉

经期、产后感受寒邪，或过食寒凉生冷，则寒客冲任、胞宫，与血相搏，致冲任、胞宫气血凝滞不畅，经前或经期，气血下注冲任，胞脉气血更加壅滞，不通则痛。或经期、产后冒雨涉水，或久居湿地，伤于风冷寒湿，寒湿客于冲任、胞宫，寒湿凝滞而引起痛经。

3. 湿热瘀阻

素体湿热内蕴，或经期、产后、妇科手术后，感受湿热之邪，湿热下注，滞留于冲任胞宫，湿热与血胶结成瘀，湿热瘀阻气血，血行不畅；经行之际，气血下注冲任，胞脉气血更加壅滞，不通则痛。

4. 气血虚弱

素体脾胃虚弱，气血生化不足，或大病、久病、大失血后损伤气血，致冲任、胞宫气血不足，血海空虚；经后血泻，冲任气血更虚，胞脉失于濡养，不荣则痛，兼之气虚无力运血，血行不畅则痛。

5. 肝肾亏虚

多因先天禀赋不足，肝肾本虚，或房劳多产，损及肝肾，或疾病所伤，肝肾虚损，皆致精血不足，冲任亏虚；经后血泻，精血更虚，冲任愈虚，胞脉失于濡养，不荣则痛。如《傅青主女科》云："妇人有少腹疼于行经之后者，人以为气血之虚也，谁知是肾气之涸乎。"

【诊断要点】

1. 行经前后或经期出现小腹疼痛，或痛引腰骶，甚至剧痛难忍，伴有恶心呕吐、出冷汗者。

2. 原发性痛经多发生于未婚及不孕的妇女，继发性痛经多发生于育龄妇女。

3. 妇科检查：原发性痛经大多盆腔及生殖器官无异常，继发性痛经常见于急慢性盆腔炎症、子宫颈狭窄阻塞、子宫内膜异位症等。

【辨证分型】

1. 气滞血瘀

经前或经期小腹胀痛，拒按，经行不畅，量少色紫暗有块，块下痛减，乳房胀痛，胸胁胀闷不适，舌质紫暗，或舌边尖有瘀斑瘀点，脉弦或沉弦。

2. 寒湿凝滞

经前或经期小腹冷痛拒按，甚则绞痛难忍，得热痛减，月经或见推后，经血量少，色暗有块，畏寒肢冷，面色青白，舌暗苔白，脉沉紧。

3. 湿热瘀阻

经前或经期小腹疼痛拒按，或胀痛不适，有灼热感，或痛连腰骶，或平时小腹疼痛，经来疼痛加剧，经血量多或经期延长，色暗红，质稠有块，平素带下量多，黄稠臭秽，舌红苔黄腻，脉滑数。

4. 气血虚弱

经期或经后小腹绵绵作痛，喜按，或小腹及阴部空坠不适，月经量少，色淡，质清稀，面色无华，头晕眼花，神疲乏力，心悸失眠，舌淡苔薄，脉细弱。

5. 肝肾亏损

经期或经后小腹绵绵作痛，喜按，腰骶酸痛不适，色暗淡，量少，质稀薄，头晕耳鸣，健忘失眠，面色晦暗，精神不振，舌淡苔薄，脉沉细。

【治疗】

1. 治则

温通经络，调补气血。以任脉、足太阴经、足阳明经穴位为主。

2. 取穴

主穴：关元、中极、地机、足三里、三阴交。

配穴：气滞血瘀加血海、太冲；寒湿凝滞加归来；湿热瘀阻加阴陵泉、足临泣；气血亏虚加气海、脾俞、肾俞。

3. 操作方法

（1）将制作好的小药包用菜子油浸透，套穿在药火针针体上，药包距针尖 5 ～ 6cm，把小药包中油挤干（防止小药包燃烧时药包中油掉在皮肤上烫伤皮肤）。

（2）治疗部位常规消毒，将小药包点燃至针热，火焰稳定后点刺所选经脉及其要穴处皮肤。

（3）操作时动作要轻巧、快捷、均匀，连续操作直至小药包燃烧完毕，一次治疗结束。每日 1 次，3 ～ 5 次为一疗程。

【典型病案】

刘某，女，22 岁，未婚，2019 年 6 月 10 日初诊。

痛经 3 年余。

3 年前由于经期感寒饮冷，遂出现经期小腹疼痛拒按，得热痛减，伴有月经量少，色暗有血块，畏寒肢冷。此次月经于 6 月 9 日来潮，小腹疼痛剧烈，得热有所缓解，伴有恶心呕吐，乳房胀痛，遂来诊治。查体：神清，精神欠佳，痛苦面容，面色青白，舌暗淡，苔白，脉沉紧。证属寒凝气滞，瘀阻胞宫。治宜温经散寒，行气化瘀。用药火针点刺任脉、足太阴经、足厥阴经经脉及其要穴如关元、气海、中极、地机、三阴交、太冲处皮肤，1次治疗结束后小腹疼痛基本消失，次日患者来诊室述小腹有轻微疼痛，继续上述部位治疗1次。嘱患者以后每于月经前3～5天来治疗3次，连续治疗3个月经周期，且月经期间要注意保暖，避免受寒饮冷。3个月经周期治疗结束后，患者月经期间腹痛未再发作。

【按语】

痛经的发生多因情志抑郁，肝郁气滞，经血滞于胞宫，或经期感寒饮冷、坐卧湿地、冒雨涉水，寒邪客于冲任、胞宫，或感受湿热之邪，湿热下注，滞留于冲任、胞宫，胞宫气血壅滞，不通则痛，或因劳倦体虚致气血虚弱、肝肾亏损导致冲任空虚，胞脉失于濡养，不荣则痛。本病病位在冲任、胞宫，变化在气血。

药火针既有温通经络、散寒除湿、引热外泄的功能，又有温阳扶正、行气化瘀之功能。用药火针点刺任脉及其要穴如关元、气海、中极处皮肤，直达病所，既能迅速温通腹部经络以达散寒止痛、除湿散热之功效，又可通调冲任之气；点刺足太阴经、足阳明经经脉及其要穴如三阴交、地机、足三里、太冲处皮肤，可以疏肝解郁，调补气血，温养冲任，而三阴交为肝、脾、肾三经的交会穴，刺之可加强调理三经气血之功；足三里为足阳明经之合穴，具有补益气血的作用；地机为足太阴经郄穴，可疏调脾经经气而止痛；太冲为肝经原穴，点刺可疏调肝气以调畅气机。所以药火针治疗痛经，无论实证还是虚证，皆可应用。

药火针对原发性痛经疗效显著，不仅镇痛作用显著，而且还能改善全身症状，调整内分泌功能及月经周期；对继发性痛经在缓解疼痛的同时应积极治疗原发病。对于痛经的治疗，一般应选在月经前5天左右开始，一般连续治疗3个月经周期可获痊愈。

痛经患者平时应注意规律生活，劳逸结合，经期注意卫生，避免感寒饮冷、重体力劳动和剧烈运动，对治疗效果不佳者，应做妇科检查，明确诊断后施治。对继发性痛经，应注重治疗原发病，方能取得满意的疗效。

第九章　皮肤科疾病

第一节　蛇串疮

本病指在皮肤上出现成簇水疱，痛如火燎，每多缠腰而发，故名“蛇串疮”，又名“缠腰火丹”“蛇丹”。此外，因本病亦常发生于其他部位，所以还有其他名称，如《外科启玄》曰：“此疮生于皮肤间，与水窝相似，淡红且痛，五七个成攒，亦能荫开”，称本病为“蜘蛛疮”。本病相当于西医学的带状疱疹。西医学认为，本病是由病毒感染所引起的一种急性疱疹性皮肤病。可发生于身体的任何部位，皮疹常发生于身体的一侧，沿某一周围神经分布区排列，不超过正中线。以肋间神经、三叉神经分布区较多。故常见于腰胁部、胸部，其次为面部。以春、秋季节发病较多。

【病因病机】

本病多因情志内伤，肝气郁结，郁久化火，肝经火毒，外溢肌肤而发；或饮食不节，脾失健运，湿邪内生，蕴而化热，湿热内蕴，外溢肌肤而生；或外感毒邪，湿热火毒蕴结于肌肤而成。老年体虚者，常因血虚肝旺，湿热毒盛，气血凝滞，以致疼痛剧烈，病程迁延。

【诊断要点】

1. 发病前常有轻度发热、疲倦不适、食欲不振等全身症状。

2. 发病时患部有带索状刺痛或灼热感，疼痛有的在发疹前出现，有的伴随皮疹出现，有的发生在皮疹出现后。

3. 皮损多为绿豆大小的水疱，簇集成群，疱壁较紧张，基底色红，常单侧分布，排列成带状。严重者，皮损可表现为出血性，或可见坏疽性损害。皮损发于头面者，病情往往较重。

4. 自觉疼痛明显，可有难以忍受的剧痛或皮疹消退后疼痛。

【辨证分型】

1. 肝经郁热

皮损鲜红，簇集丘疹、水疱，疱壁紧张，灼热刺痛，伴有咽干口苦，烦躁易怒，大便干或小便黄，舌质红，舌苔薄黄或黄厚，脉弦滑数。

2. 脾虚湿蕴

皮损颜色较淡，疱壁松弛，伴有疼痛，口不渴，脘腹胀满，食纳差，大便时溏，舌质淡，舌苔薄白或白腻，脉沉缓或滑。

3. 气滞血瘀

皮疹消退后局部疼痛不止，甚至放射到附近部位，疼痛难忍，坐卧不安，严重者持续数月或更长，舌质暗，舌苔白，脉弦细。

【治疗】

1. 治则

清热利湿，泻火解毒。以阿是穴（疱疹部位）和局部经穴为主。

2. 取穴

主穴：阿是穴、龙眼。

配穴：肝经郁热加期门、太冲、阳陵泉、曲池；脾虚湿蕴加阴陵泉、三阴交、足三里；气滞血瘀加膻中、血海。

3. 操作方法

（1）将制作好的小药包用菜子油浸透，套穿在药火针针体上，药包距针尖 5 ～ 6cm，把小药包中油挤干（防止小药包燃烧时药包中油掉在皮肤上烫伤皮肤）。

（2）治疗部位常规消毒，将小药包点燃至针热，火焰稳定后点刺阿是穴（疱疹部位）及所选经脉及其要穴处皮肤。

（3）操作时动作要轻巧、快捷、均匀，连续操作直至小药包燃烧完毕，一次治疗结束。每日 1 次，5 ～ 10 次为一疗程。

【典型病案】

病案一

张某，男，70 岁，2019 年 3 月 18 日初诊。

左侧胸胁、背部疼痛 2 周，发现疱疹 10 天。

患者 2 周前无明显诱因感左侧胸胁、背部疼痛，10 天前痛处出现簇集性水疱，疼痛难忍，入睡困难，在外院诊断为“带状疱疹”，给予抗病毒、营养神经、针刺、椎旁神经根封闭等治疗，疱疹已结痂，但疼痛无明显缓解，遂来诊治。刻下：患者左侧胸胁、背部灼热疼痛，烦躁不安，难以入眠，伴有口苦咽干，食纳差，小便黄，大便尚可。舌红，苔黄腻，脉弦数。证属肝胆湿热。用药火针点刺阿是穴（疼痛部位）及左侧足厥阴经、足少阳经、足太阳经经脉及其要穴处皮肤，治疗一次后，患者次日述患部疼痛减轻，继续药火针疗法治疗，两次后疼痛明显减轻，药火针治疗6次后疼痛基本消失。2个月后随访，患者述患部无任何不适。

病案二

屈某，男，81岁，2019年4月23日初诊。

左上肢疼痛半月，出现疱疹10天。

半月前无明显诱因出现左上肢疼痛，10天前左上肢外侧出现簇集性水疱，疼痛难忍，烦躁不安，难以入眠，曾用中西药治疗疱疹结痂脱落，但疼痛无缓解，时有电击样疼痛放射至左肩部，左手小鱼际处及手指肿胀僵硬无力，遂来诊治。发病以来，食纳差，夜间常因疼痛难以入睡，二便尚可。舌暗淡，苔白，脉弦细。证属气滞血瘀。用药火针点刺左上肢外侧疼痛部位、手三阳经经脉及其要穴处皮肤，1次治疗结束后左手僵硬肿胀减轻，次日来诊室述夜间疼痛减轻，且疼痛局限于病变部位，未向肩部放射，继续药火针治疗3次疼痛明显减轻，左手小鱼际处及手指肿胀僵硬无力消失，再针3次疼痛完全消失，停止治疗。2个月后随访，停针后无后遗神经痛现象。

【按语】

蛇串疮，又名“缠腰火丹”“蛇丹”“蜘蛛疮”等，相当于西医学的“带状疱疹”。西医学认为，本病是由病毒感染所引起的一种急性疱疹性皮肤病。可发生于身体的任何部位。本病多因情志内伤，肝气郁结，郁久化火，肝经火毒，外溢肌肤而发；或饮食不节，脾失健运，湿邪内生，蕴而化热，湿热内蕴，外溢肌肤而生；或外感毒邪，湿热火毒蕴结于肌肤而成。本病在病程中疼痛较剧，患者常出现烦躁不安，属于本虚标实证。治疗时急则治标为主，治本为辅，或标本兼治。

蛇串疮是常见的皮肤病，十二皮部是经络的最外层，是十二经脉经气散布于体表的部位，本证病损于皮部，归属经络系统的十二皮部，《素问·皮部论》云：“皮者有分部，不与而生大病也。”所以，为了阻止病邪内传发散，应尽早治疗，引邪外泄。

药火针具有温经通络、引热外泄、清热解毒、促进局部气血运行的作用。带状疱疹早期皮损为红斑、丘疹、水疱，证属肝经郁热或脾虚湿蕴，用药火针点刺阿是穴（疱疹部位）及局部经脉要穴处皮肤，借助其火热之力以强开外门，使毛孔开放，放开门路使邪外出，以达“清热利湿，泻火解毒，通络止痛”之效，同时可以加速丘疹、水疱干瘪结痂，预防后遗神经痛的发生。药火针所用药物又具有解毒散结、通络止痛之功效，从而加强了祛除外邪、通络止痛之力，以使邪去正安而病愈。正如《灵枢·刺节真邪》所言的“为开道乎辟门户，使邪得出病乃已”，皮损消退后局部疼痛不止者，多为气滞血瘀或气虚血瘀，《临证指南医案》云：“盖久痛入于络，络中气血，虚实寒热，稍有留邪，皆能致痛。”药火针具有行气化瘀、温阳扶正之功，无论气滞血瘀还是气虚血瘀，皆可应用。对于气滞血瘀或气虚血瘀者联合毫针在病变部位围刺浅刺，可以加强疏通经络、行气化瘀、扶正祛邪之效。

治疗期间应注意休息，饮食宜清淡易消化，忌食肥甘油腻之品，局部保持洁净，防止感染。保护患处，避免碰撞摩擦。老年重症患者，尤其是带状疱疹发生在头面部者，最好住院综合治疗，以免发生并发症。

第二节　牛皮癣

牛皮癣是一种患部皮肤状如牛项之皮，肥厚而且坚硬的慢性瘙痒性皮肤病。在古代文献中，因其好发于颈项部，称之为“摄领疮”，因其缠绵顽固，故又称之为“顽癣”。本病的特点是缠绵顽固，反复发作。本病相当于西医学的神经性皮炎，西医学认为，本病的发生常与精神因素、饮食因素、内分泌失调及局部刺激等因素有关。其发病机制主要是当神经功能异常时，大脑皮质的功能发生紊乱，不能调节与皮肤的相互关系，故本病是一种有瘙痒感的皮肤神经官能症。

【病因病机】

1. 风热湿阻

风热湿邪外袭体表，郁于肌腠而化热，致营血热盛，经脉充斥，体发斑疹。若风邪久羁，伏于肌肤腠理，经脉失和，导致伤营耗血，则久病不愈。

2. 血热风盛

风邪化热或七情内伤，性情急躁，化热生火，火热伏于营血，营血失和，经脉充斥，则发疹斑而色红。血热生风，风盛则燥，而见剧痒，脱干燥皮屑。

3. 血虚风燥

情志郁而不达，化热生火，日久则耗伤阴血。营血不足，化燥生风，肌肤失养，经脉失疏，故发斑疹，奇痒难忍。

总之，情志内伤、风邪侵扰是本病的诱发因素；营卫不和、肌肤失养是本病的病机特点。衣物摩擦、反复搔抓，不利于营血和调与经脉疏利，则会令病损粗糙增厚。

【诊断要点】

1. 好发于项后两侧、额部、眼睑、肘和膝关节处，也可发于骶尾部，偶可见散发全身。以对称性皮肤粗糙肥厚，剧烈瘙痒为主要表现。

2. 先有局部皮肤间歇性瘙痒而无明显皮损，经反复搔抓或摩擦后出现粟粒至绿豆大圆形或多角形密集或散在的扁平丘疹，皮色正常或淡褐色，表面光滑或覆盖一层银白色鳞屑，以后丘疹逐渐增多，扩大并融合成片，继之局部皮肤增厚，纹理加深，表面干燥粗糙，边缘清楚，呈苔藓样变。

3. 自觉阵发性奇痒，夜间尤甚，常因情绪波动、局部刺激或食辛辣刺激食物等因素诱发或加重。

4. 本病病程较长，反复发作。

【辨证分型】

1. 风湿热蕴

皮损成片呈淡褐色，粗糙肥厚，阵发性剧烈瘙痒，夜间尤甚，舌苔薄黄或黄腻，脉滑数。

2. 肝郁化火

皮损色红，心烦易怒或精神抑郁，失眠多梦，眩晕，心悸，口苦咽干，舌暗红，苔薄黄，脉弦数。

3. 血虚风燥

丘疹融合成片，皮损色淡或灰白，皮肤粗糙增厚，干燥如皮革样，或有少量鳞屑，剧烈瘙痒，夜间加剧，常伴有心悸，气短，乏力，舌淡苔薄，脉细弱。

【治疗】

1. 治则

清热除湿，养血润燥，疏风止痒。以阿是穴（皮损部位）及局部经穴为主。

2. 取穴

主穴：阿是穴（皮损部位）、大椎、曲池、血海、膈俞。

配穴：风热蕴阻加合谷、外关、风池；肝郁化火加肝俞、太冲；血虚风燥加脾俞、足三里、三阴交。

3. 操作方法

（1）将制作好的小药包用菜子油浸透，套穿在药火针针体上，药包距针尖 5 ～ 6cm，把小药包中油挤干（防止小药包燃烧时药包中油掉在皮肤上烫伤皮肤）。

（2）治疗部位常规消毒，将小药包点燃至针热，火焰稳定后点刺皮损部位及局部经脉要穴处皮肤。

（3）操作时动作要轻巧、快捷、均匀，连续操作直至小药包燃烧完毕，一次治疗结束。每日 1 次或隔日 1 次，5 ～ 10 次为一疗程。

【典型病案】

王某，女，46 岁，2019 年 7 月 23 日初诊。

项部两侧瘙痒、皮肤粗糙肥厚 1 年余。

1 年前无明显原因出现项部两侧皮肤瘙痒，经反复搔抓后皮肤逐渐变为粗糙肥厚，剧烈瘙痒，时轻时重，反复发作，每因情绪不畅、精神紧张时加重。曾服中西药物及应用外用药物治疗，均无明显效果。刻下：项部皮肤剧烈瘙痒，伴有心烦急躁，口苦咽干，睡眠不佳，不思饮食，二便尚可。查体：一般状况尚可，项部两侧分别有一约 5m×4cm，3m×2cm 大小皮损，粗糙肥厚，呈暗褐色，苔藓样变。舌暗红，苔薄黄，脉弦数。中医诊断：牛皮癣，证属肝郁化火。西医诊断：神经性皮炎。用药火针点刺皮损部位及足厥阴经经脉要穴处皮肤。每日 1 次，治疗 2 次后瘙痒明显减轻，继续治疗，10 次后瘙痒消失，皮损基本恢复正常。再治疗 3 次以巩固疗效。

【按语】

牛皮癣相当于西医学的神经性皮炎，属于皮肤神经功能障碍性疾病，多发于项后两侧、额部、眼睑、肘和膝关节处，也可发于骶尾部。以对称性皮肤粗糙肥厚、剧烈瘙痒为主要表现。中医学认为该病多因情志不畅，郁闷不舒，郁久化热生火，又复感风热湿邪，邪热郁于肌肤，日久则耗伤阴血，阴血不足，化燥生风，肌肤失养而发。如吴谦在《医宗金鉴·外科心法要诀》论曰："此证总由风热湿邪，侵袭皮肤，郁久风盛，则化为虫，是以瘙痒之无休也。其名有六：一曰干癣……二曰湿癣……三曰风癣，即年久不愈之顽癣也……四曰牛皮癣，状如牛领之皮，厚而且坚；五曰松皮癣……六曰刀癣……"这段论述总结了本病的临床分类及病因病机，强调了风湿热邪为本病的发病原因，日久化虫，故伴有明显的瘙痒。总之，情志内伤、风湿热邪侵袭是本病的诱发因素；营卫不和、肌肤失养是本病的病机特点。

药火针点刺皮损部位直达病所。火性燥而热，纯阳，药火针之阳，加之燃烧药物产生的热力与药力，通过点刺患部皮肤，使皮肤腠理开放，热力与药力通过皮肤腠理直接激发经气，促使火热毒邪外散，从而达到"以热引热，清热解毒"

的目的。《素问·阴阳应象大论》认为:“故邪风之至，疾如风雨，故善治者治皮毛，其次治肌肤……”药火针治疗牛皮癣，其所以点刺皮损部位皮肤，取意于“善治者治皮毛”，使毛孔开放，放开门路使邪外出。正如《灵枢·刺节真邪》所言的“为开道乎辟门户，使邪得出病乃已”，药火针又具有疏通经络、调畅气血的功能。又云:“火气已通，血脉乃行”，“脉中之血，凝而留止，弗之火调，弗能取之。”药火针借助艾火之力及艾火燃烧药物时产生的热量，通过皮部直接激发经气，强力疏通局部经络，促使气血流通以增强局部抵抗力，使皮肤腠理得以濡养而燥除风息，痒自停。血行风自灭，风止则瘙痒停。药火针亦具有行气化瘀之功，故能使皮损处瘀积的气血得以消散而达到祛瘀生新之效。瘀去新生则皮损逐渐恢复。

本病属于慢性反复发作性皮肤病，较难痊愈，须坚持治疗。治疗期间应注意劳逸结合，避免精神过度紧张，避免搔抓皮损区，并注意调理饮食，忌食辛辣刺激及肥甘厚味。

第三节　湿疮（湿疹）

湿疮是一种常见的由于禀赋不足，因内外因素作用而引起的过敏性炎症性皮肤病。其临床特点为皮损形态多样，对称分布，自觉瘙痒，有渗出倾向，反复发作，易演变成慢性等。中医学依据其发病部位和性质特点的不同而称之为“浸淫疮”“血风疮”“粟疮”“旋耳疮”“肾囊风”“四弯风”“乳头风”“脐疮”“绣球风”等。本病相当于西医学的湿疹。一般分为急性、亚急性、慢性三类。男女老幼均可发病，无明显季节性。

【病因病机】

本病的发生多因先天禀赋不足，卫表不固，风、湿、热邪客于肌肤而成；或因饮食不节，过食辛辣鱼腥动风之品，或嗜酒伤及脾胃，脾失健运，湿热内生，又复感风、湿、热邪，内外合邪，两相搏击，浸淫肌肤发为本病；或因素体虚弱，脾为湿困，肌肤失养或因湿热蕴久，耗伤阴血，化燥生风，血虚风燥而发为本病。本病属本虚标实证，皮损为标，脏腑功能失调为本。

西医学认为，本病的病因和发病机理较为复杂，一般认为主要是变态反应所致。内在方面，如消化不良、食物过敏等；外在方面，与毛织品、肥皂、花粉及某些粉尘的接触等有关。此外，还与内分泌和神经系统功能障碍及感染病灶等有关。

【诊断要点】

1. 急性湿疮

起病较快，常对称发生，好发于面、耳、手、足、前臂、小腿及生殖器、肛门等处。皮损呈多形性。初起患部皮肤潮红、肿胀、发痒、面积可大可小，边界不清楚；继而在潮红或其周围健康的皮肤上，出现小丘疹、丘疱疹、水疱，簇集成片状，瘙痒剧烈，常因搔抓引起糜烂、渗出、结痂。

2. 亚急性湿疮

多为急性湿疮演变而来，症状较为缓和，当急性的红肿、渗出开始减轻，则进入亚急性阶段。皮损以小丘疹、鳞屑、结痂为主，仅有少量丘疱疹和糜烂，或有轻度浸润。

3. 慢性湿疮

由急性、亚急性湿疮迁延而来，或经多次反复发作而成，亦有少数起病缓慢。其特征为皮损局限，边界清楚，有明显的肥厚浸润，触之较硬，呈暗红色或暗褐色，表面粗糙，皮纹显著或出现苔藓样变，常有少量鳞屑及色素沉着，间有糜烂与渗液，阵发性瘙痒，掌跖部皮肤常因失去弹性易发生皲裂。病情时轻时重，反复发作。

【辨证分型】

1. 风湿热蕴

发病较急，皮疹以红色丘疹、斑疹、斑丘疹为主，伴有少数水疱和丘疱疹，瘙痒明显，或伴有糜烂、渗液、结痂、浸润成片，可伴有心烦，口干，大便不爽，小便黄，舌红，苔薄黄或黄腻，脉弦滑。

2. 脾虚湿困

发病较缓，皮损淡红，瘙痒，抓之糜烂、渗液、结痂，常伴有倦怠乏力，胸闷纳呆，腹胀便溏，舌淡，苔白腻，脉细缓。

3. 血虚风燥

病情反复发作，病程较长，皮损色暗淡、浸润肥厚、苔藓样变、色素沉着、脱屑瘙痒等，伴有口干不欲饮，舌质淡红，苔薄白，脉弦缓或沉细无力。

【治疗】

1. 治则

清热除湿，养血活血。以阿是穴（皮损部位）及局部经穴为主。

2. 取穴

主穴：阿是穴、曲池、血海、大椎、肺俞。

配穴：风湿热蕴加风市、阴陵泉；脾虚湿困加足三里、阴陵泉、脾俞；血虚风燥加血海、三阴交。

3. 操作方法

（1）将制作好的小药包用菜子油浸透，套穿在药火针针体上，药包距针尖 5 ～ 6cm，把小药包中油挤干（防止小药包燃烧时药包中油掉在皮肤上烫伤皮肤）。

（2）治疗部位常规消毒，将小药包点燃至针热，火焰稳定后点刺皮损部位及皮损部位所过经脉及其要穴处皮肤。

（3）操作时动作要轻巧、快捷、均匀，连续操作直至小药包燃烧完毕，一次治疗结束。每日 1 次或隔日 1 次，10 次为一疗程。

【典型病案】

王某，女，40 岁，2019 年 4 月 16 日初诊。

患者双手患湿疹 2 年余，双手食指皮损增厚、粗糙、脱屑瘙痒半年余。

患者于 2 年前无明显诱因双手出现红色丘疹，伴有少许水疱，瘙痒难忍，抓之渗液，当时用中药外洗，外涂软膏（具体药名不详）等治疗症状缓解，但每因食辛辣海鲜之物而发作或加重，如此反复发作。近半年来，双手食指皮损增厚、粗糙、脱屑，瘙痒难忍，经口服和外用中西药治疗，均无明显效果，遂来诊治。刻下：双手食指皮损肥厚、粗糙、干燥，皮色暗红，触之较硬，苔藓样变并有色素沉着，伴有口干不欲饮，舌质淡红，苔薄白，脉弦缓。辨证为血虚风燥。治宜养血活血，祛风润燥。用药火针点刺双手指皮损部位皮肤及手阳明经经脉及其要穴如合谷、曲池处皮肤，每日1次，连续治疗10次后瘙痒明显减轻，皮损变薄，粗糙、脱屑亦较前改善。1个疗程治疗结束后休息2天，进行第2个疗程，隔日1次，再针10次后皮损基本恢复。为巩固疗效再针5次以防复发。

【按语】

湿疮相当于西医学的湿疹，是由多种内外因素引起的过敏性炎症性皮肤病。病因复杂，一般认为与变态反应有关。中医学认为多因先天禀赋不足，卫表不固，风、湿、热邪客于肌肤而成；或因饮食不节，过食辛辣鱼腥动风之品，或嗜酒伤及脾胃，脾失健运，湿热内生，又复感风、湿、热邪，内外合邪，两相搏击，浸淫肌肤发为本病；或因素体虚弱，脾为湿困，肌肤失养或因湿热蕴久，耗伤阴血，化燥生风，血虚风燥而发为本病。本病属本虚标实证，皮损为标，脏腑功能失调为本。

运用药火针治疗湿疹，点刺皮损部位及皮损部位所过经脉要穴处，因火性燥而热，属纯阳，药火针之阳，加之燃烧药物产生的热力与药力，使皮肤腠理开放，热毒通过皮肤毛孔外泄，从而达到“以热引热，清热解毒”的目的，同时火热之力及药气透入皮肤、腧穴内以助阳扶正，逼迫风湿热诸邪从毛孔发散而出以达祛风除湿，引热外泄之效，从而使丘疹、水疱、渗液之湿热毒邪得以祛除。对慢性期出现皮损色暗淡、浸润肥厚、苔藓样变、色素沉着、脱屑等，通过点刺病变部位皮肤直达病所，火热之力及药力促使局部气血运行畅通，血行风自灭，使慢性湿疹顽固之瘙痒得以缓解，瘀滞得以祛除，肥厚的皮损得以修复。如《灵枢·刺节真邪》云：“火气已通，血脉乃行。”气血凝涩不畅，非火调治别无良法，如《灵枢·刺节真邪》又云：“脉中之血，凝而留止，弗之火调，弗能取之。”药火针具有通血脉之闭，络脉之滞的功能，并以药物之性能祛除血脉中瘀滞之邪。气血通畅则邪气自散。

治疗期间，患者应保持良好的心情，忌食辛辣、鱼虾、酒类等刺激性食物，避免劳累过度，适当锻炼，增强免疫力。

下篇

传承与发展

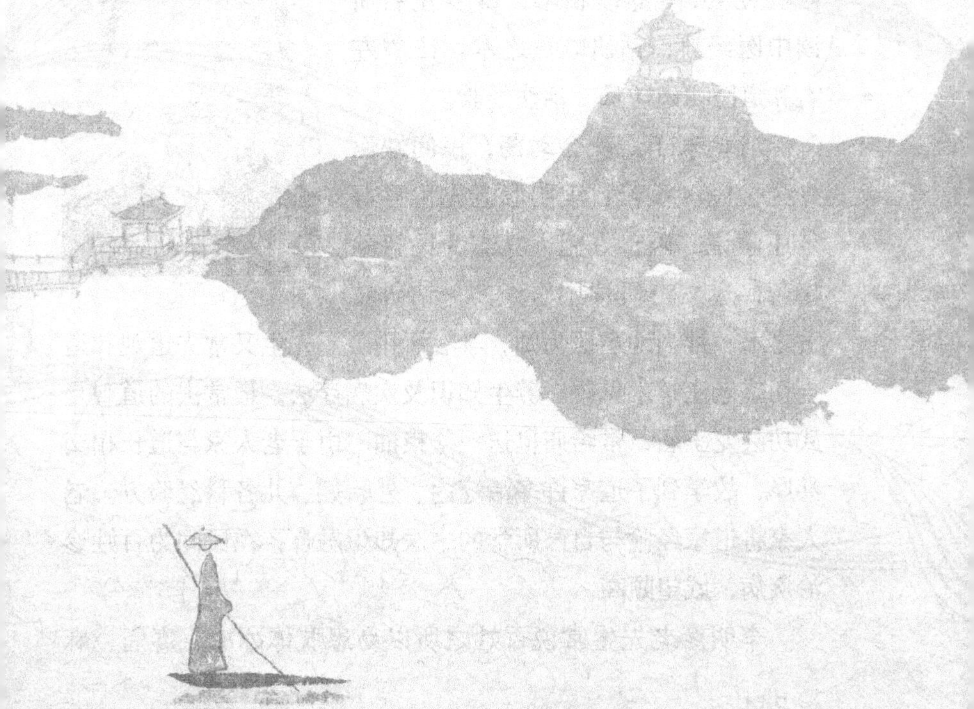

第十章　创始人和各代主要传承人

第一节　创始人和各代传承人介绍

1. 创始人

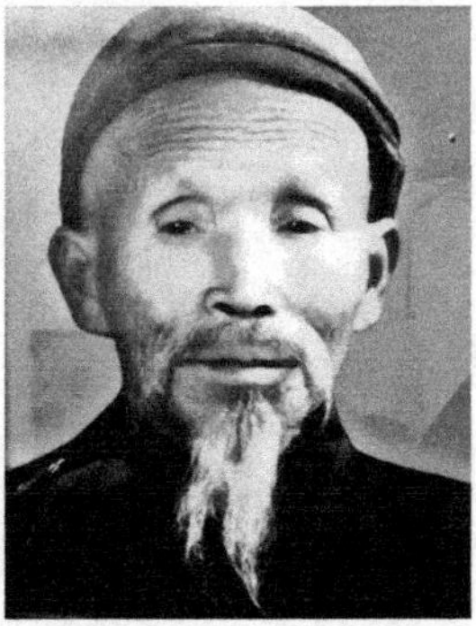

李明彦（1884—1963），出生于陕西省乾县，6岁读私塾，13岁左右研读中医经典，钻研岐黄之术。15岁左右和道医切磋防病、治病经验。

清朝末年，社会动荡，民间缺医少药，民多疾苦。李明彦老先生喜好老庄学说，乐善好施，立志为民解除疾苦，遂发奋研读中医经典，钻研岐黄之术，拜当地名医为师，学有所用。老先生又常去道观和道士切磋老庄学术思想、养生知识及疾病疗法，最常去的道观是武功县龙王庙，常给庙里送一些粮油。由于老人家与道长相交甚厚，故学到了道家许多治疗内、外、妇、儿各科经验方。老人家将道家经验与自己所学的中医知识融合，在民间为百姓诊治疾病，威望颇高。

李明彦老先生常说百姓之所以易患肢体冰凉、疼痛、麻木等痹证，此乃百姓常年在田间耕种劳作，汗出当风，寒湿侵入，经络闭阻所致。老先生为了研究痹证的独特简便治法，遂钻研《黄帝内经》《伤寒论》《针灸甲乙经》等古典医籍，结合自己积累道医的学术思想，于清光绪二十六年（1900 年）前后，根据《黄帝内经》中“燔针”“焠刺”，即“火针疗法”及后世“雷火神针”“太乙神针”的药物配方、操作、适应证及作用等，结合《灵枢·官针》中“凡刺有九，以应九变……七曰毛刺，毛刺者，刺浮痹皮肤也……”及中医经络学说“十二皮部”理论，把“火针”与“雷火神针”有机地结合在一起，创立了“药火针疗法”。在民间为广大贫苦百姓治疗肢体冰凉疼痛麻木，疗效显著，并授技予长子李芝、三子李学芝及长孙李白清。

老先生不但创立了“药火针疗法”，而且喜采民间良方，善治骨伤，研制了治疗骨伤的散剂，在当地也很有名气。老先生常在村边的沟里采集中草药，晒干备用，常配制一些中药散剂为村庄和周边百姓解除病痛，如治疗小儿高热惊厥、肺结核等，从不收取任何费用。因其在兄弟中排行老四，故在当地人们常称其为“四善人”。

李明彦老先生的主要贡献是把“火针”与“雷火神针”有机地结合在一起，创立了针、药、灸并用法——药火针疗法，为李氏药火针疗法奠定了基础。并研制出了治疗骨伤特效药“骨伤散”，治疗小儿高热惊厥的“红宝丹”及治疗肺结核的特效药“结核散”等药方。

2. 第二代传承人

李芝（1900.5—1963.3），李明彦老先生长子。出生于陕西

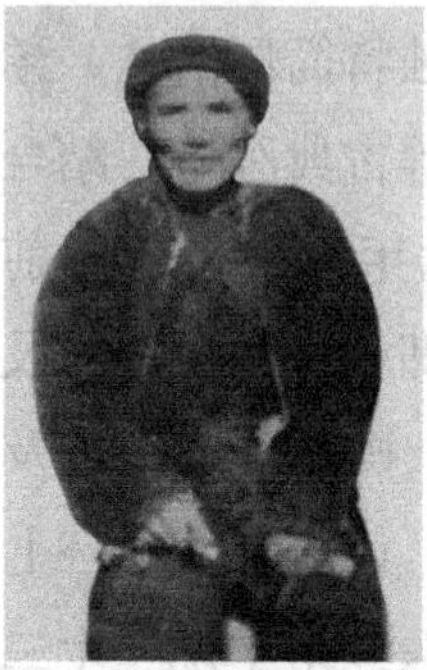

省乾县，虽然一生务农，但自幼在父亲的熏陶下，经常和父亲谈论老庄思想，遇到农闲时间和父亲一起在村子周边的沟里采集中草药，熟练掌握了药火针的操作及药包的制作，常帮助父亲制备药火针“药包”，并用药火针为当地百姓治疗关节痛和肢体冰凉麻木，从不收取任何费用，得到了当地百姓的好评。掌握了“骨伤散”“红宝丹”“结核散”的配制及应用。

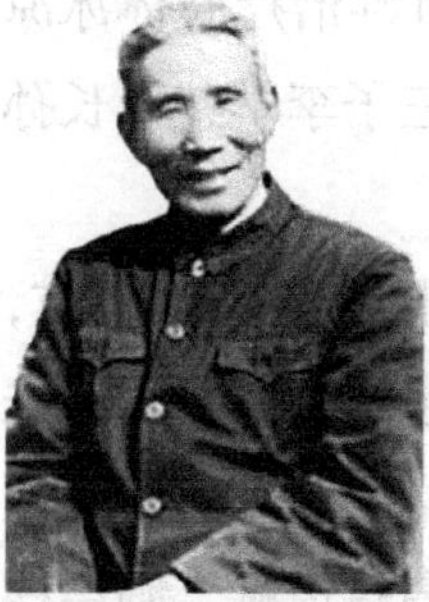

李学芝，又名李屏藩，字李华（1912.1—1988.1），李明彦老先生三子。出生于陕西省乾县，自幼读书，受家庭的熏陶，喜爱医书。虽然于民国十八年（1929年）从军杨虎城部队，期间受共产党地下组织影响，接受进步思想，秘密为边区筹够物资，培养输送青年干部，但从未放弃医书的钻研，常利用业余时间研读《黄帝内经》《伤寒论》等经典著作。新中国成立后在长安县（现陕西省西安市长安区）棉花公司工作，常用家传“药火针”为周边百姓治疗腰腿痛，对父亲治疗肺结核的方剂做了进一步的调整，配制成散剂，在当时缺医少药的年代救治了很多肺结核患者，挽救了患者的生命。

3. 第三代传承人

李白清（1922.9—1999.7），李芝先生长子。出生于陕西省乾县，自幼读书，在祖父的医术熏陶下，从小喜好医书，利用

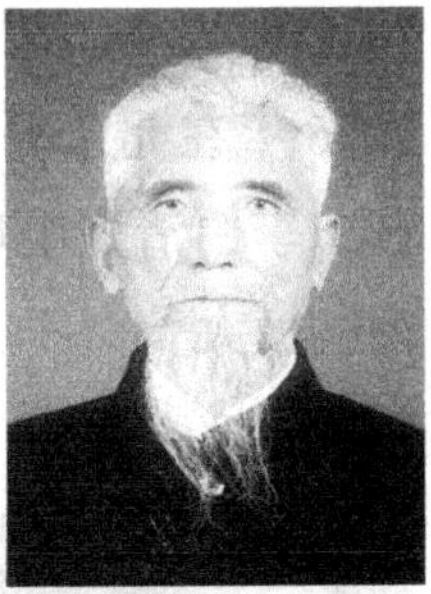

闲暇时间跟随祖父学习中医基础知识，背诵汤头歌诀，帮助先辈制作“药火针”药包，练习“药火针”操作方法。由于自幼受家庭文化的熏陶，1947年毕业于陕西省立商业专科学校（后并入国立西北大学，现名西北大学），在求学期间利用业余追随景莘农教授学习针灸，毕业后供职于西北银行，并与同乡地下党工作人员秘密为延安做经济工作。新中国成立后先期供职于教育系统，后由于本身医学基础深厚，又有临床基础，善于钻研中医《黄帝内经》《伤寒论》《针灸甲乙经》等经典著作。1956年经组织批准改行行医，曾任武功县卫生工作者协会会长、武功县中西医联合诊所所长，医术高超，在武功县和周边地区很有影响。1958年经推荐进入西北医学院（现西安交通大学医学院）从事中医、针灸临床、教学工作。1960年回到家乡乾县王村乡淡头村，在家乡继续义务为众乡亲诊治疾病，受到众乡亲一致好评，威望颇高。1980年落实知识分子政策到陕西中医学院（现陕西中医药大学）针灸系从事针灸临床、教学、科研工作。李白清先生为把药火针这一独特针法发扬光大，惠及更多老百姓，进一步研究祖传针法“药火针”中药物组成，调整药物配伍，总结其适应证、机理及临床疗效；通过研究改进火针药，提高了临床疗效，运用药火针治疗风寒湿痹效果显著，特别对肢体冰凉、疼痛、麻木者有立竿见影之效。李白清先生在继承先辈药火针疗法学术思想的基础上，结合自己的临证经验，认为形成痹证的风寒湿邪皆为阴邪，必须阳和方可以解之，并撰写了《药火针对痹证的用妙》一文，于1986年刊登于陕西中医学院学报。该文于1986年在北京召开的“全国痹证、脾胃病学术研讨会”上宣读，李白清先生现场为一同行治疗风寒湿痹，疗效立竿见影，反响极大。

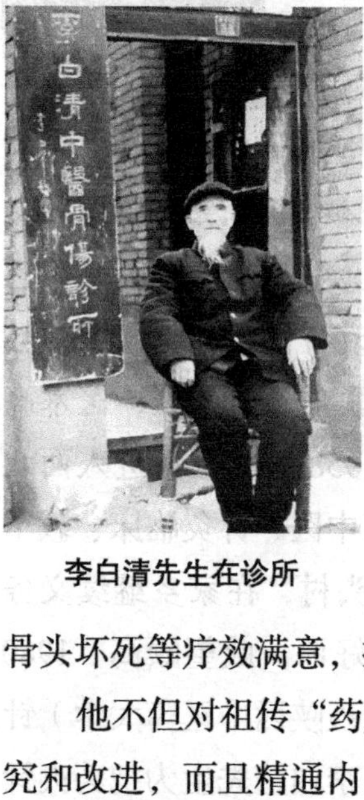

李白清先生在诊所

李白清先生一生淡泊名利，为人耿直，做事认真。不仅对祖传针法“药火针”中药物做了调整，提高了临床疗效，对其适应证、作用机理及临床疗效做了总结，同时根据中医理论及药物性能，对祖父治疗骨伤病的方剂进一步研究，改变了药物炮制的火候，调整了方剂组成，依据“血行则痛止，气行则肿消”的气血流通说，研制出了治疗骨伤病的特效药“伤科灵”，对骨伤病，神经损伤，股骨头坏死等疗效满意，挽救了许多几近残疾的患者。

他不但对祖传“药火针”和“伤科灵”分别做了进一步研究和改进，而且精通内、外、妇、儿各科疑难杂症的诊治，在针灸方面造诣颇深，他针刺治病是按昼夜每个时辰人的气血运行情况选穴位，临床疗效显著。并根据《素问·脏气法时论》的五脏之气，遵循五行属性、按四时五行生克制化盛衰的规律性及相应的变化，结合“子午流注”针法原理提出了“脏气法时针法”的设想，对骨伤病的治疗提出了以“气血通流为贵”的原则。

李白清先生从陕西中医学院退休后继续发挥余热，为满足来家求医患者的需求，老人家在西安市南稍门开了一个以自己名字命名的小诊所，以方便来自各方的患者就诊，为广大患者解除病痛。

李白清先生临床上善用“和解法”，凡情志致病善用针法，擅长针药结合法治疗内、外、妇、儿各科疑难杂症，针药法运用灵活，主张“当针则针”“当药则药”“当针药结合则针药结合”。无论是辨证用药还是采用针刺疗法，皆注重遵从时间医学，如辨证用药遵从《本草纲目·四时用药例》:“春月宜加辛温之药，薄荷，荆芥之类，以顺春升之气；夏月宜加辛热之药，香薷，生姜之类，以顺夏浮之气；长夏宜加甘苦辛温之药，人参、白术、苍术、黄柏之类，以顺化成之气；秋月宜加酸温之药，芍药、乌梅之类，以顺秋降之气；冬月宜加苦寒之药，黄芩、知母之类，以顺冬沉之气，所谓顺四时而养天和也。”针刺治病一方面遵从春夏刺浅、秋冬刺深的原则，一方面按昼夜每个时辰人的气血运行情况选穴位，临床疗效显著。

李白清先生不但医术精湛，在学术上也有很深的造诣。曾编著了《针灸各家学说》试用教材，先后撰写了《“藏气法时”针法的设想》《对〈王焘的针灸学说〉一文的商榷》《关于〈十四经发挥〉一书中“十四经”之我见》《药火针对痹证的用妙》《王执中与〈针灸资生经〉》《林黛玉病症治失误考》《中医的时间医学》《〈黄帝内经〉与〈孙子兵法〉学术思想互通的对照》《〈子午流注〉针法理论渊薮》（1984年获学院年终论文交流三等奖）及《中医不朽论》等30余篇论文。药火针技法拍摄的照片曾于1987年在西北地区高等医学院校电教协作组第三次年会上获奖。

4. 第四代传承人

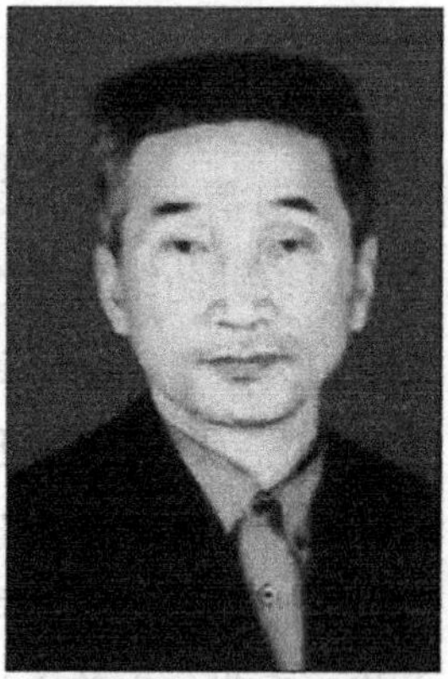

李康，李白清先生之子，1950年正月出生于陕西省乾县。自幼读书，高中毕业后因停止升学，回到家乡，先后从事教育、医疗工作。由于从小受家庭的影响，喜读医书，在父亲李白清先生的医术熏陶中，耳濡目染，得其亲授。

在跟随父亲李白清先生学习中医传统技术期间，研读《黄帝内经》《伤寒论》等经典著作，并利用寒暑假在成都中医学院函授班学习，毕业后经自己努力获得中医执业医师资格证和执业证。后跟随父亲李白清先生在西安诊所行医，在行医期间得其真传。不但熟练掌握了祖传针法“药火针”的制作、操作，“伤科灵”的配制，而且对“伤科灵”的组方药量及药物炮制方法做了进一步调整，使其疗效大增。运用祖传针法“药火针”及“伤科灵”为广大患者解除痛苦，运用中医辨证施治的原则治疗内、外、妇、儿各科疑难杂症均取得了满意的疗效。

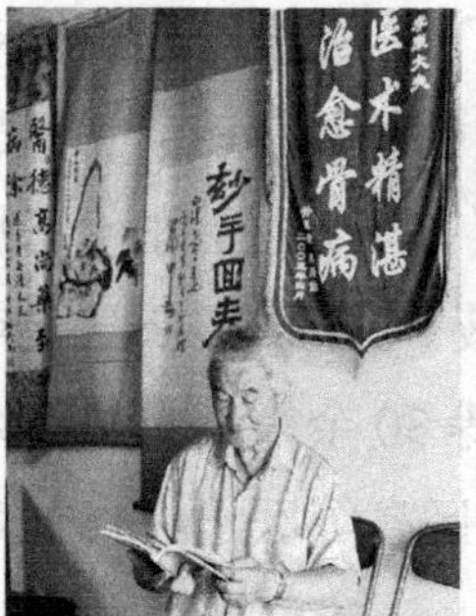

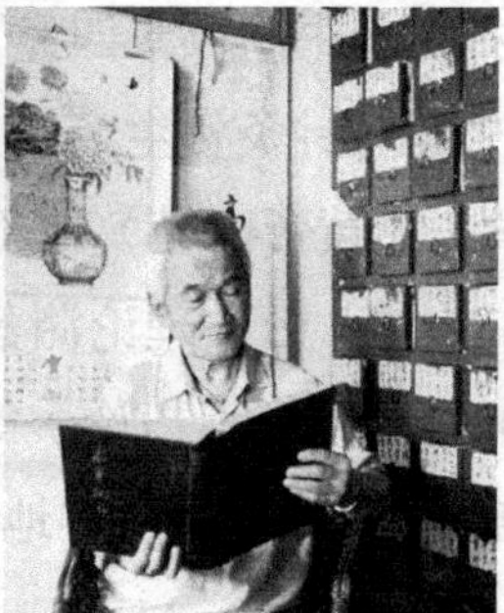

李彩霞，李白清先生之次女，主任医师，陕西省西咸新区名中医，秦都李氏药火针流派传承工作室项目负责人，第六批陕西省老中医药专家学术经验继承指导老师，陕西省中西医结合学会第一届消化病专业委员会常委委员，陕西省中医药科技开发研究会脾胃病分会常务委员，陕西省针灸学会临床专业委员会常务委员，中国民族医药学会科普分会理事，中国针灸学会会员。

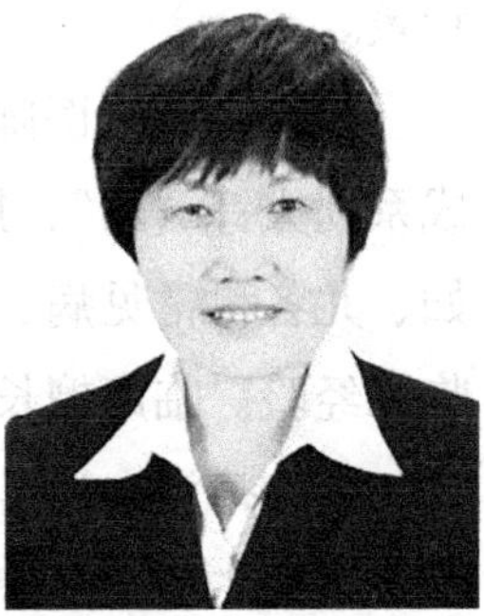

笔者李彩霞医生

1962 年 12 月出生于陕西省乾县。自幼读书，由于从小受家庭中医学术氛围的熏陶，高中毕业后于 1982 年考入陕西中医学院医疗系中医专业学习。大学学习期间，继续在父亲李白清老先生的学术熏陶中耳濡目染，得其亲授。1987 年毕业后至今一直在陕西中医药大学第二附属医院从事中医、针灸临床、教学及科研工作。大学期间及参加工作后，在父亲李白清先生的临证指导下，熟练掌握了药火针疗法的机理、制作、操作方法及疑难杂症的诊治。在继承父亲李白清先生学术思想的基础上，熟读《黄帝内经》《伤寒论》《金匮要略》《针灸甲乙经》《针灸资生经》等经典著作，进一步研究“药火针”治疗疾病的作用机理及适应证范围，在张仲景《伤寒论》“烧针治伤寒表征”，王执中《针灸资生经》用火针治疗腹痛、哮喘、腰痛等，皇甫谧《针灸甲乙经》火针治疗必须考虑体质因素等的启发下，进一步调整“药火针”中药物组成而制成系列火针药，拓展了药火针的应用范围，将药火针疗法广泛应用于内科、骨伤科、妇科、皮肤科等各科疾病的治疗，取得了显著的疗效。

李彩霞主任医师进一步调整了“药火针”中药物组成而制成系列火针“药”，拓展了药火针的应用范围，而且对内、外、妇、儿各科常见病、多发病和疑难杂症的诊治也积累了丰富的临床经验。临床擅长运用针药结合法治疗疑难杂症。无论是针法、药物疗法、还是针药结合法，多注重从肝论治。因为现代社会人们生活节奏快，工作压力大，多有情绪不畅、郁闷、烦躁等，日久则肝气郁结而发病，临床上注重从肝论治取得了显著的效果。临床中注重从肝论治，但又不拘泥于此法，常因时、因人、因地制宜。近年来，受人们生活水平提高、饮食结构改变等多种因素的影响，高脂血症的发病率逐年增高，高脂血症又是体内脂质代谢紊乱所致，而人体脂质代谢异常与肝、脾、肾三脏关系最为密切，肝的疏泄、脾的运化、肾的水液代谢功能失常，使津液停聚为痰瘀，所以临床中主张采用疏肝健脾，补肾活血法治疗高脂血症，疗效确切。以“和解法”为主治疗反复感冒、咳嗽、荨麻疹、过敏性鼻炎、失眠、头痛、眩晕、耳鸣、更年期综合征、抑郁症等，以“益气养血，调经散结法”为主治疗功能性子宫出血、子宫内膜异位症等，以“益气养阴”为主治疗冠心病，心肌炎等，以“补肾强骨，活血通络”法为主治疗颈腰椎间盘突出症、膝关节骨性关节炎、中老年骨质疏松症等均取得了满意的疗效。

李彩霞主任医师在长期的临床工作中，不断积累经验，对传统医学进行不断探索，先后撰写学术论文20余篇，主持或参与省、市级科研课题5余项。申报了一项国家发明专利“一种药火针及其加工方法”，目前已拿到受理号。

5. 第五代传承人

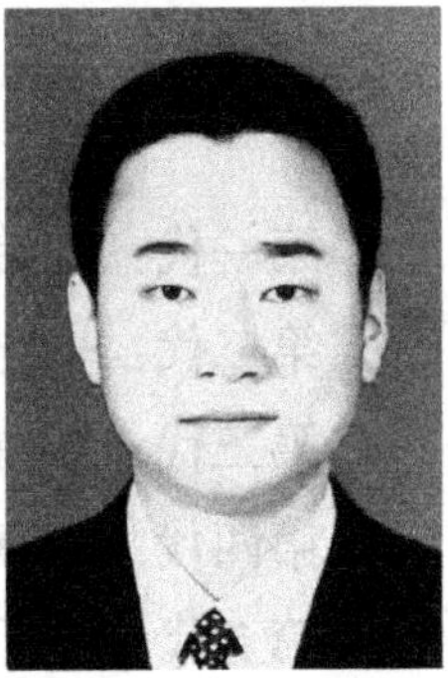

李元和，李康之子，主治医师，1973年6月出生于陕西省乾县，成长于祖父李白清先生身边。在祖父、父亲的教导下，从小喜好医书，背诵汤头歌诀，高中毕业后于1993年考入陕西中医学院医疗系中医专业学习。1998年毕业后在陕西测绘局职工医院（现为陕西测绘地理信息局门诊部）从事中医临床工作。

工作期间利用业余时间研读《黄帝内经》《伤寒论》等经典著作。由于从小在祖父李白清先生的医术熏陶中，耳濡目染，得其亲授。所以，临床中运用中医辨证施治的原则治疗常见病、多发病、慢性病、疑难病得心应手。熟练掌握了药火针的制作、操作方法及临床适应证。由于基层医院腰腿痛患者较多，经常有膝关节肿痛患者前来就诊，临床又无特效治疗方法，遂主要潜心研究“药火针”治疗膝关节肿痛，对“药火针”中药物进行进一步调整，研制出了专治膝关节肿痛的药包，在临床中取得了满意的疗效。

李元和主治医师临床中擅长于运用小柴胡汤加味治疗多种疾病，如痞满、胁痛、胃痛，归脾汤加味治疗嗜睡、健忘、多梦等，六味地黄汤加味治疗盗汗、腰痛、更年期综合征等，取得了显著的疗效。临证用药也遵从时间医学，按时令配伍药物疗效显著。参与了“散篇汤加味治疗偏头痛48例”“秦都李氏药火针的渊源与特色”“中医的特色与优势”等论文及专著

《李氏药火针疗法》的撰写，参与申报了国家发明专利“一种药火针及其加工方法”。

第二节 家族传承脉络

第一代：创始人李明彦
第二代：李芝，李学芝
第三代：李白清
第四代：李康，李彩霞
第五代：李元和

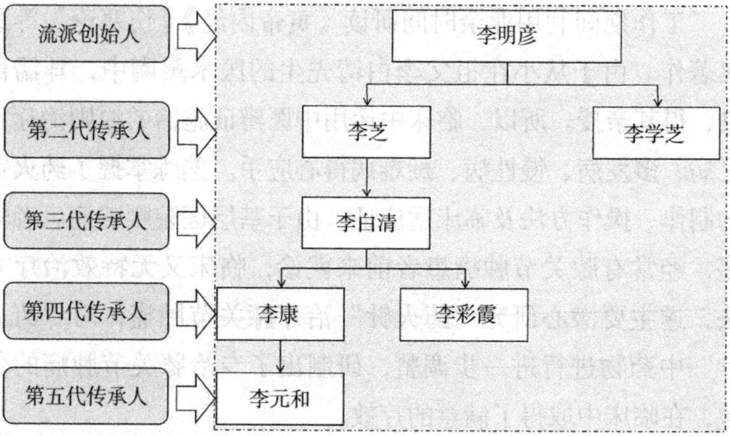

图 10–1 家族传承脉络

第十一章　药火针疗法发展过程与展望

第一节　药火针疗法发展过程

李氏药火针疗法起源于陕西省乾县，以家传、师承为传承特点，距今已有一百多年的历史。该疗法是民间医师李明彦医师在总结《黄帝内经》中“燔针”“焠刺”，即“火针疗法”治疗痹证、寒证、经筋病、骨病以及雷火神针治疗风寒湿痹、筋骨隐痛等的基础上，结合《灵枢·官针》中“凡刺有九，以应九变……七曰毛刺，毛刺者，刺浮痹于皮肤也……”及中医经络学说皮部理论，创造性地将“火针”与“雷火神针”结合在一起，形成了将针的功效、药的功效、灸的功效融为一体的针、药、灸并用法——药火针疗法，在民间为广大贫苦百姓治疗肢体冰凉疼痛麻木，疗效显著。

由于该疗法疗效显著，见效快，无副作用，前来求医者络绎不绝，李彦明老先生应接不暇，便培养自己的长子李芝、三子李学芝及长孙李白清学习该疗法及中医经典著作，教导其长子、三子及长孙制作药火针小药包及其操作方法。由于李芝、李学芝自幼受家父老庄思想的影响，亦乐善好施，乐于为穷苦百姓解除病痛，便刻苦学习中医经典著作及药火针技术，很快掌握了此疗法。兄弟二人经常在村边的沟里采集中草药，晒干备用，在闲暇时间帮助父亲制作药火针小药包并为患者进行药火针治疗，疗效卓著，在当地亦颇有影响。

该疗法传承到第三代传承人李白清先生后，先生进一步研究祖传针法“药火针”中药物组成，调整药物配伍，通过研究改进火针药，提高了临床疗效，并对其适应证、机理及临床疗效做了总结，李白清先生认为痹证是外邪所致的营卫气血不通证，针药灸并用法将针、药、灸的功效融为一体，既能温通经络，又能开腠散邪，所以运用药火针治疗风寒湿痹效果显著，特别对肢体冰凉疼痛麻木有手到病除之效，并撰写了《药火针对痹证的用妙》一文，于1986年在北京召开的“全国痹证、脾胃病学术研讨会”上宣读论文，并现场为一同行治疗风寒湿痹，疗效立竿见影，反响极大。该文并发表于陕西中医学院学报，至此药火针疗法出现了文字记载，为后辈进一步研究药火针疗法奠定了理论基础。

该疗法改进后疗效奇特，李白清先生教导子女一定要把这一独特针法继承下，亲自指导儿子李康医师制作火针药，练习操作方法，使李康医师熟练掌握该疗法操作及适应证。要求女儿李彩霞及长孙李元和考学必须学习中医，第四代传承人李彩霞遵父亲教导，于1982年考入陕西中医学院学习，上学期间在父亲李白清先生的医术熏陶中耳濡目染，得其亲授。毕业后在父亲李白清先生的临证指导下，熟练掌握了药火针疗法的操作、适应证及疑难杂症的诊治，同时对治病机理进行了进一步研究和总结。在继承父亲李白清先生学术思想的基础上，熟读经典，进一步调整药火针中药物组成而制成系列火针药，拓展了药火针的应用范围，将药火针疗法广泛应用于内科、皮肤科、妇科、骨伤科疾病的治疗，取得了满意的疗效。这是“药火针”在新时期的创新发展，得到了广大患者的认可。通过临床观察，一些疑难杂症在用药物或毫针治疗疗效欠佳的情况下，用李氏药火针疗法或药火针配合毫针疗法总能取得满意的疗效。

第五代传承人李元和遵祖父教导，于 1993 年考入陕西中医学院学习，学习期间得到祖父李白清先生的悉心教导，刻苦钻研，熟读经典，在继承祖传针法“药火针疗法”学术思想的基础上，进一步研究药火针种药物组成，调整药物配伍，将药火针疗法应用于滑膜炎、损伤性疾病的治疗，得到了广大患者的认可。

目前在国家大力发展中医药事业的大环境下，在陕西省中医药管理局的大力支持下，李氏药火针于 2018 年被陕西省中医药管理局批准为“陕西省中医学术流派传承工作室”建设项目，命名为“秦都李氏药火针流派传承工作室”。李彩霞主任医师作为李氏后代子孙，不负众望，不但进一步深入研究药火针治疗疾病的机理及适应证，拓展其应用范围及疑难杂症的治疗，而且通过师承的形式将流派学术思想发扬光大，培养了第五代主要传承人寇久社和任媛媛，并对科室成员进行系统培训，使药火针技术掌握者达 10 余人。该流派已经形成了一个人才梯队合理、地域特色鲜明、疗效确切的学术流派。

第二节 结论与展望

李氏药火针疗法的创立，打破了传统治疗中单一针刺、药物、艾灸的局限性，体现了中医辨病、辨证施治的原则，为中医传统针灸疗法开创了新的治疗途径，提高了针灸疗效，特别是一些疑难杂证用毫针、雷火神针等针法疗效欠佳的情况下，运用药火针疗法或药火针配合毫针疗法总能取得满意的疗效。通过李氏祖孙五代人的临床观察与研究，药火针疗法具有温通经络，祛风除湿散寒，温阳扶正，行气活血，以热引热，泻火解毒等作用，适应证范围广，疗效确切，效果显著。而且该疗法操作简便，医具简单，经济实用，安全可靠，值得推广应用。

目前“秦都李氏药火针流派传承工作室”通过带教进修医师、义诊、培训基层医务人员、撰写论文、出版专著等大力宣传药火针技术，使国内更多医务人员了解、学习并掌握该项技术，把该项技术推向全社会，为广大民众解除病痛，造福人民。该项技术为针灸界一种新的诊疗技术，操作简便，医具简单，经济实用，安全可靠，既方便患者就诊，又减轻其经济负担，临床疗效大大提高，可以创造很好的社会效益。

参考文献

[1] 杨光 . 火针疗法 [M] . 北京：中国中医药出版社，2014.

[2] 王桂玲 . 火针疗法的发展史 [J]. 中华针灸电子杂志,2016,5(1):31–35.

[3] 周建英，李梦，朱林林，等 . 火针作用机理及临床应用概况 [J] . 辽宁中医药大学学报，2016，18（7）：86–88.

[4] 温丽君，柴铁劬 . 浅谈火针疗法的发展史 [J]，辽宁中医学院学报，2003（4）：335–336.

[5] 晋 · 皇甫谧 . 针灸甲乙经 [M] . 北京：中国医药科技出版社，2011.

[6] 唐 · 孙思邈 . 备急千金要方 [M] . 北京：中国医药科技出版社，2011.

[7] 宋 · 王执中 . 针灸资生经 [M] . 北京：人民卫生出版社，2007.

[8] 明 · 高武 . 针灸聚英 [M] . 北京：人民卫生出版社，2006.

[9] 明 · 陈实功，外科正宗 [M] . 北京：人民卫生出版社，2007.

[10] 明 · 江瓘，名医类案 [M] . 上海：上海浦江教育出版社，2003.

[11] 明 · 杨继洲，针灸大成 [M] . 北京：人民卫生出版社，1983.

[12] 清 · 吴仪洛，本草从新 [M] . 北京：中国中医出版社，2013.

[13] 清·吴谦. 医宗金鉴[M]. 北京：人民卫生出版社，2017.
[14] 贺普仁. 火针的机理及临床应用[J]. 中国中医药现代远程教育，2004，2(10)：20-24.
[15] 薛昊，张建斌，陈仁寿. 雷火神针之“源”与“流”[J]. 中国针灸，2018，38(4)：440-444.
[16] 郑金生. 神农皇帝真传针灸图 // 海外回归中医善本古籍丛书(第十二册)[M]. 北京：人民卫生出版社，2003.
[17] 明·李时珍. 本草纲目[M]. 香港：商务印书馆，1930.
[18] 张荷，孟凡琪，陈秀华.《太乙神针心法》灸法内容及学术思想探析[J]. 中医药导报，2020，26(8)：53-54，62.
[19] 唐宜春，张建斌. 实按灸源流考[J]. 中国针灸,2012,32(9)：852-855.
[20] 李白清. 药火针对痹证的用妙[J]. 陕西中医学院学报，1986，9(3)：41.
[21] 梁繁荣. 针灸推拿学[M]. 北京：中国中医药出版社，2009.
[22] 蔡一歌，金力. 十二皮部理论在皮肤病中的应用现状[J]. 实用皮肤病学杂志，2012，5(5)：282-284.
[23] 徐平. 论经络系统的综合层次[J]. 上海中医药大学学报，2011，25(2)：5-8.
[24] 田岳风.《内经》皮部理论浅析[J]. 针灸临床杂志，1995，11(7)：13-14.
[25] 成守仁. 十二皮部理论在临床的应用研究[J]. 南京体育学院学报(自然科学版)，2008(2)：13-15.
[26] 高学敏，中药学[M]. 北京：中国中医药出版社，2007.
[27] 刘明伟，杨崔领. 浅谈扶阳思路[J]. 亚太传统医学，2016，

12（9）：58–59.
[28] 张登本，方亚利.《黄帝内经》基于阳气生理功能之阳气盛衰寿夭观［J］. 陕西中医药大学学报，2020，43（4）：35–39.
[29] 张登本 . 中医学基础［M］. 北京：中国中医药出版社，2007.
[30] 黄建元 . 腠理及其实质探析［J］. 南京中医药大学学报，2006，22（3）：143–144.
[31] 程爵堂 . 梅花针疗法治百病［M］. 郑州：河南科学技术出版社，2017.
[32] 沈钦荣，毛水泉 . 灸疗的作用机理概述［J］. 中国中医药科技，2001，8（6）：395–396.
[33] 周仲英 . 中医内科学［M］. 北京：中国中医药出版社，2007.
[34] 李领娥 . 皮肤病火针疗法［M］. 北京：中国医药科技出版社，2018.
[35] 张晓霞，吴之煌，董明霞 . 火针疗法治病机理初探［J］. 北京中医，2007（9）：576–578.
[36] 李晖，邓春雷 . 火针对类风湿关节炎模型大鼠血清皮质醇和 IL–1β 的影响［J］. 上海针灸杂志，2006（2）：37–39.
[37] 李彩霞，李元和，何春花 . 秦都李氏药火针流派的渊源与特色［J］. 陕西中医药大学学报，2021，44（5）：27–31.
[38] 钟蓝 . 传统艾灸作用机理初探［J］. 中国中医基础医学杂志，1999（6）：46–47.
[39] 许焕芳 . 赵百效 . 艾灸疗法作用机理浅述［J］. 上海针灸杂志，2012，31（1）：6–9.
[40] 黄桂成，王拥军 . 中医骨伤科学［M］. 北京：中国中医药出版社，2016.

［41］李云端．中医妇科学［M］．北京：中国中医药出版社，2006.
［42］庞国明，闫镛，王志强，等．“消渴病痹症诊疗方案验证方案”临床验证 480 例疗效分析［J］. 中华中医药杂志,2011,26(12):3019-3022.
［43］王桂玲．贺普仁火针疗法［M］．北京：北京科学技术出版社，2016.
［44］陈红风．中医外科学［M］．北京．中国中医药出版社，2018.